AF318111

PRÉCIS

HISTORIQUE ET PRATIQUE

SUR

LA FIÈVRE MILIAIRE

QUI A RÉGNÉ ÉPIDÉMIQUEMENT

DANS PLUSIEURS COMMUNES DU DÉPARTEMENT DU BAS-RHIN

PENDANT L'ANNÉE 1812.

Par MM. SCHAHL, Docteur en médecine, Médecin cantonal pour la ville de Strasbourg, Médecin-adjoint de l'hospice civil, et Membre de la Société des sciences et arts de la même ville; et HESSERT, Docteur en médecine, Membre du Comité médical du département du Bas-Rhin.

Publié par ordre de M. le Préfet du Département.

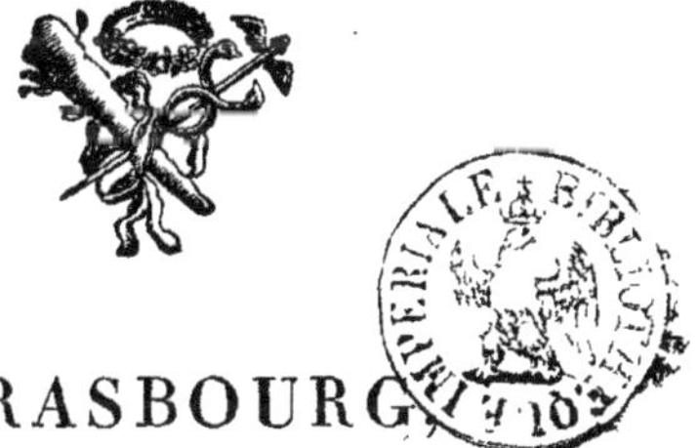

STRASBOURG,

CHEZ LEVRAULT, IMPRIMEUR DE LA PRÉFECTURE.

1813.

A

MONSIEUR LE PRÉFET

DU DÉPARTEMENT DU BAS-RHIN.

Strasbourg, le 4 Février 1813.

MONSIEUR LE PRÉFET,

Nous avons eu l'honneur de vous adresser plusieurs rapports particuliers sur l'épidémie qui a régné à Rosheim et dans les environs. Il nous restait, pour achever de remplir la tâche honorable que vous nous avez imposée, à rédiger un précis sur la fièvre miliaire et sur son traitement. Nous venons aujourd'hui vous présenter ce travail, auquel nous joignons l'état nominatif des personnes qui, dans les communes où s'est principalement répandue cette épidémie, en ont été atteintes pendant les huit premiers mois de l'an 1812, ainsi que de celles qui ont eu le malheur d'y succomber.

La multiplicité de nos occupations ne nous a pas permis de terminer plus tôt ce travail, auquel nous avons consacré tout le temps dont il nous a été possible de disposer. D'un autre côté, l'importance de la matière que nous avions à traiter nous défendait assez toute précipitation.

Nous avons pensé, Monsieur le Préfet, que, dans un travail commandé par le premier magistrat du département, nous ne devions considérer le sujet dont nous avions à nous occuper que dans ses rapports avec la médecine pratique. Nous nous sommes donc abstenus de toute vûe théorique sur la fièvre miliaire. Par la même raison nous n'avons pas cru devoir nous livrer à des recherches d'érudition, quoique nous sentions d'ailleurs tout le prix de ces sortes de recherches. Nous nous sommes, en outre, imposé l'obligation de ne décrire la maladie que d'après notre propre expérience, de ne faire mention d'aucun phénomène que nous n'eussions pas nous-mêmes observé, et de n'indiquer aucun remède dont nous n'eussions pas éprouvé l'efficacité. En un mot, Monsieur le Préfet, l'utilité publique, qui seule vous avait suggéré l'idée de ce travail, a dû être et a été, en effet, l'unique but de nos efforts. Si nous avons été assez heureux pour approcher de ce but, si ce Précis peut contribuer à éclairer la marche toujours si incertaine de ceux qui entrent dans la carrière de la médecine, nous aurons obtenu la plus douce récompense de nos peines.

Daignez agréer l'assurance du respect profond avec lequel nous avons l'honneur d'être,

MONSIEUR LE PRÉFET,

Vos très-humbles et très-obéissans serviteurs,

SCHAHL, *D. M.*   HESSERT, *D. M.*

PRÉCIS

HISTORIQUE ET PRATIQUE

SUR

LA FIÈVRE MILIAIRE

QUI A RÉGNÉ ÉPIDÉMIQUEMENT

DANS PLUSIEURS COMMUNES DU DÉPARTEMENT DU BAS-RHIN

PENDANT L'ANNÉE 1812.

INTRODUCTION.

§. 1.er

M. le Préfet du département du Bas-Rhin fut informé, par une lettre de M. le Maire de Rosheim, sous la date du 8 Avril 1812, que, depuis environ deux mois, une maladie grave se montrait dans cette ville, qu'elle y avait fait périr plusieurs personnes, qu'elle continuait à s'y répandre d'une manière inquiétante, et qu'elle menaçait de devenir épidémique.

Circonstances qui ont donné lieu à ce travail.

Le 10 Avril 1812, sur l'invitation de Monsieur le Préfet, nous nous rendîmes à Rosheim ; nous y visitâmes, le même jour, toutes les personnes qui nous furent désignées comme étant malades. Ces personnes étaient alors au nombre de trente-cinq, parmi lesquelles se trouvaient quatre hommes et trente et une femmes.

Sur ces trente-cinq malades nous en trouvâmes trente et un qui étaient évidemment attaqués de la *fièvre miliaire* (maladie dont nous exposerons plus bas les symptômes). Quant aux quatre autres, leur état était encore trop équivoque pour qu'il fût possible de prononcer sur le caractère de la maladie dont ils étaient affectés.[1]

---

[1]. On reconnut depuis que cette maladie était la fièvre miliaire.

L'examen des registres mortuaires nous fit connaître que, depuis le 1.er Janvier 1812, c'est-à-dire, pendant un intervalle de trois mois et dix jours, le nombre des décès dans la ville de Rosheim se montait à quatre-vingt-dix; or, ce nombre dépassant de beaucoup celui des décès ordinaires dans cette ville, il était naturel d'attribuer cet excédant à la maladie régnante. [1]

Comme cette maladie se présentait, ainsi que nous le démontrerons bientôt, avec tous les caractères d'une fièvre contagieuse, nous pensâmes qu'il était de notre devoir de prendre toutes les informations qui pourraient nous faire remonter jusqu'à sa source. Voici les renseignemens qui nous furent fournis à cet égard, soit par M. Rieffel, Médecin cantonal, domicilié à Rosheim, soit par M. le Maire de cette ville.

§. 2.

Origine de l'épidémie.

Dans le courant du mois de Janvier 1812, plusieurs individus de Rosheim, détenus pour délits forestaux dans les prisons de Sélestat, obtinrent successivement la permission de rentrer dans leurs foyers, parce qu'ils étaient tombés malades durant leur détention.

Le premier auquel cette faveur fut accordée, est le nommé Bernard Leddermann, âgé alors de trente-six ans : cet individu rentra à Rosheim le 4 Janvier 1812; il demeurait dans le quartier Rouge, n.° 66.

Sont rentrés ensuite dans la même commune, savoir :

Le 6 Janvier, Louis Fligaus, âgé de trente-sept ans, demeurant quartier Bleu, n.° 81 ;

Le même jour, Ignace Trœstler, âgé de vingt ans, demeurant quartier Rouge, n.° 66 ;

Le 8 Janvier, André Lutzer, âgé de trente-six ans, demeurant quartier Bleu, n.° 85 ;

Enfin, le 24 Janvier, Louis Flies, âgé de trente-huit ans, demeurant quartier Bleu, n.° 82.

Le Médecin cantonal de Rosheim, qui, avant notre arrivée, avait traité les cinq individus ci-dessus désignés, nous assura qu'ils avaient été tous les cinq atteints de la fièvre miliaire; que le premier sur lequel il avait remarqué l'éruption miliaire, était Louis Fligaus, et que cette éruption s'était manifestée sur cet individu peu de temps après sa sortie de prison.

---

1. La mortalité de Rosheim est, année commune, de soixante et dix à soixante et quinze décès.

Ces recherches peuvent-elles laisser encore quelque doute sur l'origine de la maladie? n'est-il pas plus que probable qu'elle a été apportée des prisons de Sélestat, puisque, avant l'élargissement des cinq prisonniers susdits (Leddermann, Fligaus, Trœstler, Lutzer et Flies), elle était absolument inconnue à Rosheim?

§. 3.

Trois de ces malades demeuraient, comme on vient de le voir, dans le quartier Bleu : or c'est dans ce quartier que la miliaire s'est d'abord répandue. En général, les personnes qui fréquentaient le plus les malades, en ont aussi été attaquées les premières, et presque toujours il y en a eu plusieurs dans la même famille ou dans la même maison.

La maladie n'a pas beaucoup tardé à se disséminer dans toute la ville, et ce avec d'autant plus de facilité, qu'avant notre arrivée son caractère contagieux avait été méconnu par les habitans.

Par la même raison, plusieurs individus des communes voisines ne discontinuèrent point de se rendre à Rosheim, ni d'y visiter les personnes atteintes de la fièvre miliaire. Quelques-uns la contractèrent, et c'est ainsi qu'elle fut d'abord transportée à Bischofsheim,

1.º Par le nommé Joseph Wieser, ouvrier, âgé de vingt ans : tous les jours ce jeune homme se rendait à Rosheim, et y travaillait chez le platineur Kremmel ;

2.º Par Laurent Meyer, cultivateur, âgé de soixante-quatre ans, qui était entré dans la maison du tuilier de Rosheim, dont la femme était malade de la fièvre miliaire ;

3.º Par Simon Fuger, vigneron, âgé de 22 ans, chez lequel la fièvre miliaire se déclara deux jours après un voyage qu'il avait fait à Rosheim.

Vers la même époque, la miliaire fut de même transportée à Dorlisheim, et successivement à Altorff, à Düppigheim, à Düttlenheim, à Rosenwiller, à Griesheim, à Blæsheim, à Geispolsheim, etc.

Au moment où l'épidémie était le plus répandue à Rosheim, vers la fin d'Avril 1812, quelques habitans quittèrent cette commune, pour se soustraire au danger. L'un d'eux, le sieur Wolff, instituteur, âgé de quarante-un ans, déjà atteint par la maladie, se réfugia, le 26 Avril, chez le maître d'école d'Obernai. Il y mourut le 2 Mai, six jours après son arrivée.

Si la ville d'Obernai n'a pas partagé le sort de plusieurs communes voisines, si la fièvre miliaire ne s'y est pas répandue, on en est redevable, sans doute, à l'active vigilance de son Maire, M. Striffler. Aussitôt que ce digne

administrateur eut appris la mort de l'instituteur Wolff, il se hâta d'en in-
former M. le Préfet, qui, sur-le-champ, envoya sur les lieux M. le docteur
Duvivier, membre de la Légion d'honneur, chirurgien-major du 3.ᵉ régi-
ment d'artillerie légère. Lors de l'arrivée de M. Duvivier à Obernai, il y
avait douze malades dans la ville. Sur ces douze malades, huit étaient attaqués de la fièvre miliaire ; mais, des mesures énergiques ayant été prises,
soit pour l'isolement des malades, soit pour faire pratiquer les fumigations
désinfectantes, le mal fut, pour ainsi dire, étouffé dès sa naissance.

§. 4.

Ces progrès sont dus à la contagion.

Telle est la marche qu'a suivie la fièvre miliaire. Si nous réfléchissons
maintenant sur toutes les circonstances qui ont accompagné l'apparition de
cette maladie à Rosheim, sur ses progrès dans cette commune et dans les communes environnantes, nous serons bientôt convaincus qu'elle s'est répandue
par contagion. En effet, on peut suivre pas à pas les traces de cette fièvre,
depuis le moment où elle a été transportée des prisons de Sélestat dans
la commune de Rosheim, jusqu'à celui où elle est devenue épidémique dans
plusieurs communes des environs.

Les premiers individus qui s'en trouvent atteints, sont les détenus eux-
mêmes, dont on venait de faire cesser la réclusion. C'est dans le quartier
qu'habitaient à Rosheim la plupart de ces prisonniers que la maladie se
répand d'abord ; les personnes qu'elle attaque de préférence, sont celles qui
ont visité ou soigné les malades.

Nous voyons encore très-clairement comment cette fièvre a été transportée
à Bischofsheim et à Obernai ; comment dans cette dernière commune elle a
été éteinte, dès son apparition, par des mesures qui avaient pour but d'en
arrêter les progrès, tandis qu'elle s'est répandue à Bischofsheim et dans
les communes voisines.

Quoique la fièvre miliaire ne règne pas épidémiquement à Strasbourg,
cependant nous avons, depuis près de deux ans, de fréquentes occasions
de l'y observer ; or, nous voyons presque toujours les personnes qui en
sont attaquées la communiquer à quelques-unes de celles qui les fréquentent.

Un fait digne de remarque, et qui confirme de plus en plus l'opinion
que nous émettons sur le caractère contagieux de l'épidémie dont nous
faisons l'histoire, c'est que les juifs de Rosheim, qui, dès l'apparition de la
fièvre miliaire dans cette commune, eurent la sage précaution d'éviter toute
communication avec les malades, ne l'ont point contractée. Cependant les

juifs forment à Rosheim à peu près le cinquième de la population, laquelle est évaluée à 3730 habitans. Dans les six premiers mois de l'année 1812, plus de trois cents personnes y ont été atteintes de la maladie miliaire, et dans ce nombre on ne compte pas un seul juif.

§. 5.

Nous n'ignorons pas que quelques personnes ont pensé que les juifs se préservaient des contagions par leur régime particulier, et surtout par l'habitude qu'ils ont de manger abondamment de l'oignon et de l'ail. Sans rejeter absolument la vertu alexipharmaque de ces dernières plantes, nous avouerons que nous avons peine à nous persuader que cette vertu soit assez énergique pour avoir produit un effet aussi général et aussi long-temps soutenu. Ce qui fortifie nos doutes à cet égard, c'est qu'à Strasbourg, où les juifs suivent pour la plupart le même régime qu'à Rosheim, nous en avons vu plusieurs attaqués de la fièvre miliaire. Cette différence tient peut-être à ce que, bien que les juifs de Strasbourg évitent avec grand soin toute communication avec les chrétiens malades, ils ne s'en exposent pas moins à la contagion, en achetant des objets qui ont appartenu à des personnes affectées de maladie contagieuse. Or plusieurs faits nous autorisent à croire que la fièvre miliaire se communique, comme toutes les autres fièvres contagieuses, non-seulement par *contact immédiat*, mais aussi par *contact médiat*. On conçoit dès-lors que les juifs de Strasbourg ont pu facilement gagner la maladie miliaire par cette dernière voie d'infection.

D'un autre côté, les juifs à Strasbourg habitent des maisons dans lesquelles demeurent en même temps des chrétiens, tandis qu'à Rosheim et dans toutes les petites communes les juifs occupent ordinairement des maisons séparées.

Observons enfin, au sujet de la contagion, que la fièvre miliaire que nous décrivons a la plus parfaite ressemblance avec celle qui a régné épidémiquement à Strasbourg et dans les environs, pendant les années 1734 et 1735, et qui a été décrite par J. G. Saltzmann[1]. Or cette fièvre miliaire avait également un caractère contagieux.

§. 6.

Nous ne croyons pas devoir aborder la question de savoir si la fièvre miliaire, telle que nous l'avons observée, a pu se développer spontanément,

Pourquoi les juifs en ont été préservés.

La fièvre miliaire peut-elle se développer spontanément?

---

[1] *Historiam purpuræ miliaris albæ comprimis Argentoratum nostrum et viciniam ante biennium infestantis, etc., exponit Joh. Gothofr. Saltzmann; Argentorati,* 1736.

et si elle ne s'est pas en effet développée de cette manière chez quelques individus; enfin, si, en admettant ce développement spontané, la maladie eût été également susceptible d'être transmise par contagion. La solution directe d'une telle question exigerait une longue suite d'observations, et peut-être aussi des expériences très-délicates. Nous nous bornerons donc à dire que tout ce que nous avons été jusqu'ici à portée d'observer ou de recueillir sur la fièvre miliaire, ne s'accorde point avec l'idée de cette génération spontanée, que combattent d'ailleurs toutes les inductions que l'on peut tirer de l'analogie qui existe entre la fièvre miliaire et les autres fièvres éruptives contagieuses. Au reste, le développement spontané de la maladie miliaire fût-il prouvé par quelques faits, il suffit pour le praticien que cette maladie soit contagieuse, pour qu'il doive, dans tous les cas, conseiller les mesures propres à en empêcher la communication.

§. 7.

Division de ce travail.

Après avoir tracé rapidement la marche qu'a suivie la fièvre miliaire qui a régné épidémiquement dans la commune de Rosheim et dans quelques communes environnantes pendant l'année 1812, nous devons considérer cette maladie sous le point de vue pratique. Afin de n'omettre rien d'essentiel dans cette partie de notre travail, nous croyons devoir le diviser de la manière suivante.

Nous présenterons d'abord, dans une première section, le tableau général de la fièvre miliaire. Nous traiterons ensuite, et dans autant de sections séparées, de la fièvre miliaire simple et bénigne; de la fièvre miliaire simple, mais grave; de la fièvre miliaire compliquée; des anomalies et des accidens de la fièvre miliaire. Une sixième et dernière section sera consacrée à l'exposition des moyens préservatifs de la contagion.

Nous ajouterons à ce précis un receuil dans lequel nous présentons un petit nombre de formules qui, d'après notre expérience, nous paraissent pouvoir être employées avec avantage dans le traitement de cette maladie.

PREMIÈRE SECTION.

Tableau général de la fièvre miliaire.

§. 8.

Étymologie.

La fièvre miliaire a reçu cette dénomination, parce que son symptôme le plus caractéristique est une éruption cutanée, qui ressemble plus ou moins aux grains de millet.

Une semblable éruption peut, à la vérité, se montrer accidentellement, dans plusieurs maladies très-différentes de celle qui nous occupe : mais ces éruptions purement symptomatiques sont étrangères à notre objet; car ce n'est pas l'éruption miliaire qui fait le sujet de nos recherches, mais bien la fièvre éruptive essentielle, dont cette éruption forme le principal, et non pas l'unique caractère.

§. 9.

Il paraît que cette fièvre n'a été bien observée que vers le milieu du 17.° siècle : du moins le premier auteur qui en ait donné une description exacte, est G. Welsch, dont la Dissertation, publiée en 1655, contient l'histoire d'une fièvre miliaire qui régna épidémiquement à Leipsic, et dans les environs, vers l'an 1652.[1]

Depuis cette époque, la fièvre miliaire s'est-elle montrée plus fréquemment en Europe, soit comme épidémie, soit comme maladie intercurrente? C'est ce qui nous paraît très-vraisemblable. Quoi qu'il en soit, la maladie miliaire a fixé d'une manière particulière l'attention des médecins observateurs.

Nous possédons aujourd'hui plusieurs écrits spécialement consacrés à cette affection : on la trouve décrite dans une foule de traités généraux. Enfin, les collections académiques et les receuils périodiques de médecine renferment un grand nombre de mémoires ou d'observations sur la même maladie. Nous nous bornerons ici à indiquer en note ceux de ces ouvrages qui nous paraissent mériter le plus d'être consultés, soit parce que le tableau de la fièvre miliaire s'y trouve fidèlement tracé, soit à raison des vues curatives qui y sont présentées[2]. Quoique nous n'ayons négligé de consulter

Auteurs qui ont écrit sur la fièvre miliaire.

---

1. *Godofr. Welschii historia medica novum puerperarum morbum continens : disputatio die 20 Aprilis* 1655.

2. *Hamilton, tractatus duplex de praxeos regulis et de febre miliari. Ulm.* 1711.
Tractatio de miliarium origine, progressu, naturâ et curatione, auctore Carolo Allionio, etc. Augustæ - Taurinorum, 1758.
Baraillon, sur la nature de la fièvre miliaire. *Voy.* Mémoires de la société royale de médecine, un premier Mémoire de 1776, et un second Mémoire de 1777.
Damilano (C. Jos.), sopra la malattia detta miliari in Piemonte. Mondov. 1777. Traduit en allemand par Lentin.
Burserii institutiones med. practic.; tom. II, capite XI, de exanthemate miliari; 1798.
Kreyssig, Professor in Wittenberg, über die Scharlach- und Friesel-Epidemie, welche im Februar 1801 *in Wittenberg herrschte. Sieh Hufelands Journal, Th.* 12, 3tes und 4tes Heft.
Giannini, de la nature des fièvres, et de la meilleure méthode de les traiter, etc.; traduit de l'italien, avec des notes et des additions, par N. Heurteloup, etc. Paris 1808.

aucune de ces dernières sources, néanmoins nous nous sommes fait un devoir de ne rien avancer qui ne fût appuyé sur notre propre observation.

§. 10.

Circonstances favorables au développement de la fièv. miliaire.

Nous avons établi précédemment le caractère contagieux de la fièvre miliaire, en montrant comment, dans l'épidémie dont nous avons suivi la marche, cette maladie, transportée de Sélestat à Rosheim, s'était répandue par contagion dans les divers quartiers de cette commune, et bientôt après dans plusieurs communes voisines. Il ne nous reste donc plus rien à ajouter sur la cause efficiente de la fièvre miliaire ; cette cause est évidemment la contagion.

Quoique nous ayons observé cette maladie sur des personnes de tout sexe et de tout âge, nous avons cependant remarqué qu'elle attaquait de préférence les femmes, et, en général, les personnes qui sont entre quinze et quarante-cinq ans.

La maladie miliaire [1] semble différer de la plupart des maladies contagieuses aiguës, en ce qu'elle ne met pas toujours à l'abri d'une nouvelle infection tous ceux qu'elle a frappés une fois. En effet, quelques personnes en ont été attaquées une seconde fois, quoiqu'elles eussent paru jouir durant plusieurs mois, depuis la première attaque, d'une santé parfaite : quelques-unes même ont succombé pendant cette récidive. Nous appelons sur cette question, non encore suffisamment éclaircie, l'attention des observateurs.

§. 11.

Marche, symptômes et caractère de la fièvre miliaire.

La fièvre miliaire offre d'abord cette particularité, qu'elle n'affecte point une marche aussi régulière, et qu'elle n'a point des périodes aussi distinctes que la plupart des autres fièvres éruptives. C'est pourquoi il est impossible de déterminer exactement le temps qui s'écoule depuis le moment présumé de l'infection jusqu'au début de la fièvre, ni quelle est la durée de la maladie. Cependant cette durée est le plus communément de neuf à douze jours ; quelquefois elle se prolonge jusqu'au vingt-unième et au-delà. Enfin, la miliaire peut même devenir une affection chronique, et durer plusieurs mois.

La fièvre miliaire présente des phénomènes assez constans, dont les uns appartiennent à l'invasion de la maladie, et les autres se manifestent durant

---

1. Désormais nous emploîrons indifféremment, pour désigner la maladie qui fait le sujet de ce Précis, les dénominations de *fièvre miliaire*, de *maladie miliaire*, d'*affection miliaire*, ou tout simplement de *miliaire*.

son cours : en exposant successivement les uns et les autres, nous aurons soin d'indiquer par des lettres italiques ceux de ces symptômes qui doivent être considérés comme essentiels et comme présentant les caractères distinctifs de cette affection.

L'individu qui porte en soi le germe de la fièvre miliaire, et chez lequel cette maladie est sur le point de se développer, se sent accablé; il est triste et inquiet, perd l'appétit et le sommeil. S'il dort, des rêves sinistres l'agitent, et il s'éveille en sursaut. Bientôt surviennent des frissons et des horripilations. Le malade se plaint d'une *pesanteur au creux de l'estomac,* et d'une *douleur obtuse gravative à la poitrine,* ordinairement du côté gauche; il a des palpitations, il soupire, il respire avec peine, et s'efforce à faire de longues inspirations; *l'oppression de poitrine* est souvent telle que les angoisses qu'elle lui cause sont semblables à celles d'un homme prêt à suffoquer. Il éprouve assez fréquemment des défaillances, des envies de vomir : digestions laborieuses, souvent constipation; urines pâles et en petite quantité, quelquefois même rétention d'urine ; pouls faible, comprimé, quelquefois intermittent.

Ce prélude est accompagné de *douleurs comme rhumatismales, dans les muscles, surtout dans ceux des extrémités :* de là naissent des tiraillemens dans les mollets, des douleurs dans les articulations, des maux de dents, etc. Quelquefois un ou plusieurs membres sont frappés de stupeur ; *les doigts et les orteils sont dans un état de torpeur,* et souvent engourdis au point que les malades ne peuvent les fléchir : quelques-uns disent qu'il leur semble que leurs doigts sont devenus extrêmement pesans et volumineux. En même temps, la peau est sèche, âpre au toucher, et présente cet aspect qu'on appelle vulgairement chair de poule.

Cependant une prostration plus ou moins grande oblige le malade de se mettre au lit : de nouveaux frissons surviennent; la fièvre s'allume; la chaleur de la peau devient âcre et mordicante; le pouls s'élève, il devient plein et fréquent. Le malade éprouve de la soif et des maux de tête plus ou moins violens; quelquefois il délire. Les agitations et les angoisses augmentent. Au bout de quelques heures la peau se détend, elle devient moite (haliteuse) : en même temps le malade éprouve des *démangeaisons incommodes,* se plaint surtout d'un *grand prurit* et de *picotemens très-vifs dans le tissu de la peau;* il compare quelquefois la douleur qu'il en ressent à celle que lui causeraient des piqûres faites avec des aiguilles rougies au feu. Le spasme de la peau ayant enfin tout-à-fait cessé, *des sueurs abondantes, d'une fétidité particulière, acescente, et assez semblable à celle de la paille pourrie,* commencent à couler, et continuent, sans interruption, ordinairement pendant vingt à quarante heures. Enfin, le troisième ou le quatrième jour, à compter du début de la maladie, l'*éruption miliaire* commence à se montrer, d'abord sur les côtés du cou, à la nuque, vers les aisselles, sous les seins chez les femmes ; elle paraît ensuite au dos, aux faces internes des bras, au bas-ventre, aux faces internes des cuisses et des jambes. Cette éruption, qui se fait d'ordinaire de haut en bas, affecte quelquefois une marche inverse ou tout-à-fait irrégulière.

L'éruption miliaire est tantôt générale et rapide dans son développement, et couvre tout le corps dans dix à quinze heures ; tantôt elle est partielle et lente, de sorte que la dessiccation des pustules se fait déjà dans les endroits où elles ont paru d'abord, tandis qu'elles commencent seulement à paraître sur d'autres parties. D'autres fois, circonscrite d'abord sur une région du corps, l'éruption se promène, comme le fait quelquefois l'érysipèle, et après avoir parcouru différentes parties, reparaît de nouveau sur celles où elle s'était montrée en premier lieu.

Lorsque l'éruption miliaire est générale, sans être trop abondante, et que les sueurs coulent bien, sans être excessives, alors le malade se trouve ordinairement soulagé ; si le contraire a lieu, c'est que le malade est trop faible, ou que la peau, déjà toute parsemée d'exanthèmes, ne peut plus recevoir ceux qui devraient sortir encore. Dans ce dernier cas, le virus morbifique qui n'a pu être expulsé, se jette ordinairement sur des organes essentiels, le plus souvent sur le poumon. Alors aux premiers symptômes il s'en joint de nouveaux, tels que suffocation, défaillances, soubresauts des tendons, convulsions, hoquet, etc.; les forces s'épuisent en très-peu de temps ; le pouls devient intermittent et presque insensible ; les extrémités se refroidissent ; la physionomie se décompose ; les selles et les urines sortent involontairement, et le malade ne tarde pas à succomber.

Il arrive aussi souvent que l'éruption miliaire ne se fait qu'incomplètement : par exemple, après un premier accès de fièvre il paraît une certaine quantité de pustules ; le lendemain, après un second accès de fièvre, se fait une seconde éruption. Ces accès fébriles et ces éruptions incomplètes durent quelquefois des semaines et même des mois, et le malade ne guérit que lorsqu'il est débarrassé de tout le principe morbifique.

Dans certains cas, si rares qu'on doit les regarder comme des exceptions à la règle, il ne paraît aucune éruption, et cependant la maladie n'en existe pas moins ; alors le malade n'est ordinairement que très-légèrement affecté, et les symptômes disparaissent à mesure que les sueurs coulent : d'autres fois un cours de ventre empêche la sortie de l'exanthème, peut-être en dérivant la matière morbifique sur le canal intestinal; ou bien encore cette matière se porte sur une autre partie, ce que l'on reconnaît par la lésion des fonctions de l'organe sur lequel s'est faite la métastase.

§. 12.

Le nom de miliaire, donné à l'éruption qui se manifeste dans cette maladie, exprime, mieux que ne le ferait une longue description, la forme et la couleur sous lesquelles elle se montre le plus communément. Cette dénomination exprime encore assez exactement le volume des pustules miliaires : néanmoins on rencontre à peine un sujet sur lequel on n'observe en même temps des pustules de volumes différens. C'est ainsi que quelquefois elles sont, surtout au commencement de l'éruption, si petites qu'on ne peut les apercevoir qu'en armant l'œil d'une loupe, ou en tendant la peau et en la regardant très-obliquement; alors on les voit s'élever sous la forme de petites gouttelettes diaphanes, semblables à celles de la sueur : mais ce sont de véritables vésicules, sur lesquelles on peut promener le bout du doigt sans les écraser ; on peut aussi, par un toucher bien exercé, prononcer sur leur existence, même dans l'obscurité.

Lorsque l'exanthème miliaire paraît ainsi sous la forme de vésicules diaphanes, on appelle la maladie miliaire blanche (*miliaris alba seu crystallina, weisser Friesel*) ; lorsque, au contraire, il se présente sous la forme de petites granulations dures, rouges, coniques, et qui rendent la peau rugueuse, on lui donne le nom de miliaire rouge (*miliaris rubra, purpura rubra, rother Friesel*). Quelquefois ces granulations ne sont rouges et solides qu'à leur base, tandis que leur sommet se termine en phlyctènes blanchâtres.

C'est sous les deux formes de *vésicules blanches* et de *granulations rouges* que nous avons vu le plus communément l'exanthème miliaire ; les variétés désignées par les auteurs sous les noms de miliaire laiteuse (*miliaris lactea perlata*), miliaire purulente (*miliaris purulenta*), miliaire livide (*miliaris violacea seu livida*), miliaire vésiculaire (*miliaris vesicularis seu pemphigodes*), ont été beaucoup plus rares.

Dans cette dernière variété (la miliaire vésiculaire), les phlyctènes sont plus ou moins développées, depuis le volume d'une lentille jusqu'à celui d'une noisette; ces phlyctènes, tantôt convexes et hémisphériques, tantôt un peu aplaties et de forme irrégulière, ressemblent à des vésicules qui auraient été produites par des vésicatoires ou par un liquide en ébullition.

Les pustules miliaires sont quelquefois très-peu nombreuses; il nous est

Description de l'exanthème miliaire.

arrivé plus d'une fois de n'en découvrir que six, huit, etc., et même, comme nous l'avons déjà dit, de ne pas en trouver du tout, quoique la maladie fût d'ailleurs bien caractérisée.

On distingue encore l'éruption miliaire en discrète et en confluente (*miliaris discreta, miliaris confluens*). Il est inutile de dire que, dans la première variété, les pustules laissent entre elles des espaces plus ou moins larges, et que, dans la seconde, elles sont tellement rapprochées qu'elles finissent par se toucher et se réunir en larges plaques : c'est ce qu'on voit dans la miliaire vésiculaire.

Enfin, l'éruption miliaire présente encore des phénomènes différens, en raison de la diversité des surfaces qu'elle occupe; c'est ainsi que sur les surfaces muqueuses, par exemple, dans l'intérieur de la bouche, elle produit des aphthes et des érosions.

Aux endroits où l'épiderme est dur et épais, comme à la face palmaire des doigts et à la face plantaire des orteils, la matière miliaire forme de petits points opaques, jaunâtres, rouges ou noirâtres, etc., qui paraissent au travers de l'épiderme.

Dans la plupart des cas, nous n'avons trouvé sur le même individu l'exanthème miliaire que sous une seule des formes que nous venons de décrire (le plus ordinairement sous la forme de miliaire rouge ou de miliaire blanche) : il nous est cependant arrivé de rencontrer en même temps, sur un même sujet, plusieurs de ces formes réunies, ou de les voir paraître successivement durant le cours de la maladie; mais les pustules miliaires que nous avons désignées sous les dénominations de laiteuses, de perlées et de purulentes, etc., avaient toujours été dans leur principe des pustules miliaires blanches ou cristallines.

§. 13.

Terminaison de la fièvre miliaire.

Quelques jours après leur apparition, les vésicules miliaires crèvent ou commencent à s'affaisser. Dans le premier cas, la matière qui les remplit, et qui peut être ou gazeuse ou liquide, s'échappe au dehors. Dans le second cas, cette matière paraît être résorbée; et de là, peut-être, la fièvre secondaire qui se manifeste quelquefois. C'est à cette époque que les malades courent le plus grand danger, s'ils ont l'imprudence de s'exposer à l'impression d'un air froid et humide. Bientôt, au contraire, lorsque rien n'entrave la marche de la maladie, les sueurs diminuent, en même temps qu'elles deviennent moins fétides, *l'épiderme se détache*, et le malade entre en convalescence.

Pendant toute la durée de cette convalescence, la peau continue d'être singulièrement sensible aux impressions de l'air atmosphérique, et le convalescent court encore le risque de périr au moment où il se croit rétabli.

C'est ainsi que plusieurs convalescens ont été saisis brusquement de spasme au poumon, et sont morts en très-peu d'heures, pour s'être exposés un instant à l'air, ou pour avoir marché nu-pieds sur un plancher humide.[1]

§. 14.

Les médecins qui ont écrit sur la maladie miliaire, s'accordent à dire que les cadavres de ceux qui meurent de cette maladie sont sujets à une prompte putréfaction. Nous avons fait plusieurs fois la même observation. Ces cadavres restent long-temps chauds et flexibles; les signes de putréfaction commençante se manifestent peu d'instans après la mort, et la décomposition s'opère avec une étonnante rapidité. Quelquefois un sang noirâtre, mêlé de sérosité et d'écume, s'écoule par la bouche et par les narines, et, au bout de quelques heures, il s'exhale de ces cadavres une odeur aussi infecte que s'il s'était écoulé quatre ou cinq jours depuis le moment de la mort. *(Autopsie cadavérique.)*

Nous ne doutons point que l'ouverture des cadavres ne pût offrir quelques résultats intéressans ; nous n'avons eu qu'une seule fois occasion d'y procéder. Le cadavre que nous examinions était celui d'une personne qui avait eu une maladie compliquée : nous ne pouvons, au reste, tirer aucune induction de cette ouverture.

§. 15.

Quelle est, dans le corps humain, la matière qui sert de véhicule au virus ou principe contagieux de la miliaire? Est-ce le gaz ou la lymphe contenue dans les pustules? est-ce l'exhalation cutanée ou pulmonaire ? sont-ce les sueurs fétides propres à cette maladie ? ou, enfin, toutes ces humeurs renferment-elles également le germe de la contagion ? Aucune de ces questions n'est encore décidée par l'expérience. Tout ce que l'on peut dire, c'est qu'il y a lieu de présumer que c'est à l'époque de la maturité des pustules, qui est aussi celle des sueurs les plus abondantes, que la communication a lieu le plus communément. *(Quelle humeur est le véhicule du virus miliaire ?)*

On n'a fait jusqu'ici aucune recherche sur la sueur propre à la miliaire, et cette humeur n'est connue que par l'odeur particulière et fétide qu'elle

---

1. Ainsi sont morts, entre autres, à Rosheim, la femme du tuilier; à Bischofsheim, Jacques Beyer; à Blæsheim, Thiebault Wolff, etc.

exhale. Quant à la matière contenue dans les pustules, quelques-unes de ses qualités physiques se trouvent indiquées par les noms qui ont été assignés aux variétés de cet exanthème. On sait, par exemple, que dans la miliaire blanche cette matière n'est dans le principe qu'un fluide gazeux; que plus tard la vésicule se remplit d'une liqueur ou séreuse, ou laiteuse, ou puriforme, etc. : que dans la miliaire rouge les pustules ne consistent pas dans des vésicules, mais dans de petites granulations solides.

Les qualités chimiques de ces diverses substances n'ont point été étudiées jusqu'à présent; remarquons seulement, sous le point de vue médical, que la matière qui s'écoule des pustules miliaires, est quelquefois tellement âcre qu'elle produit de larges érosions, et même de profonds ulcères.

§. 16.

Dans la miliaire, comme dans toutes les autres fièvres exanthématiques, le pronostic se tire principalement du caractère et de l'intensité de la fièvre qui se développe; or cette fièvre peut, comme nous le dirons plus bas, être inflammatoire, nerveuse, putride, etc. Le danger dont chacune de ces fièvres est accompagnée, selon leurs divers degrés d'intensité, est assez connu pour que nous croyions ne pas devoir nous y arrêter ici.

En second lieu, les phénomènes qui sont de mauvais augure dans toutes les maladies fébriles, tels que des évacuations excessives de toute espèce, diarrhées, sueurs, hémorrhagies, etc.; la suppression brusque de ces mêmes évacuations, surtout de celles qui sont salutaires, comme les lochies, les règles, les sueurs, etc., annoncent également du danger dans la miliaire. Il faut surtout regarder comme étant d'un très-mauvais présage, les affections convulsives qui se prolongent, et les pressentimens sinistres des malades.

L'accident le plus à redouter dans la miliaire, même simple et légère, c'est la rentrée de l'exanthème ou sa répercussion, par quelle cause que ce soit, mais surtout par le refroidissement; car il est assez rare qu'on parvienne à rappeler cette éruption à la peau. C'est par la même raison que la maladie est, en général, plus grave dans la saison froide et humide.

C'est un bon signe lorsque les symptômes par lesquels la maladie débute ne sont pas très-intenses, qu'il y a parfaite harmonie entre ces symptômes, que le malade se trouve soulagé à mesure que l'éruption paraît et que les sueurs coulent. Si, au contraire, à l'époque où les sueurs et l'éruption paraissent, le malade n'éprouve aucun soulagement, ou si les symptômes graves augmentent, c'est un signe très-défavorable.

Quant à la forme sous laquelle se présente l'exanthème, nous avons ob-

servé que la miliaire blanche est, en général, moins favorable que la miliaire rouge, parce que la première se remarque assez communément sur
les personnes délicates et faibles, et que, dans la plupart des cas, la fièvre
qui l'accompagne présente un caractère plus ou moins insidieux.

Dans la miliaire simple, le danger est, toutes choses d'ailleurs égales,
moindre que dans la miliaire compliquée; il n'est cependant pas extraordi-
naire de rencontrer, surtout dans la belle saison, des personnes atteintes à la
fois, par exemple, de miliaire et de scarlatine, de miliaire et de pétéchiale, etc.,
qui non-seulement ne sont pas gravement malades, mais qui même ne sont
que légèrement indisposées.

Quand, dans la fièvre miliaire, l'exanthème sort incomplétement et par
éruptions successives, chaque éruption étant accompagnée d'un nouvel
accès de fièvre, on doit s'attendre que la maladie sera de longue durée, et
redouter le danger de la suppression ou de la rentrée de l'exanthème à l'occasion de chaque éruption incomplète.

Nous croyons superflu de remarquer que les personnes mal conformées,
surtout si le vice de conformation se trouve à la poitrine, ainsi que celles
dont les organes de la respiration seraient déjà affectés, risquent aussi beaucoup plus que les personnes bien conformées et exemptes de toute maladie
de poumon.

Quoi qu'il en soit, le médecin doit toujours être très-réservé, et ne jamais
émettre un jugement trop absolu, relativement à l'issue de la miliaire, cette
maladie étant très-insidieuse : le moindre incident, la moindre imprudence
de la part du malade qui paraît même déjà hors de tout danger et en pleine
convalescence, peut entraîner des suites funestes; tandis que, d'un autre
côté, des personnes menacées en apparence d'une mort presque certaine ont
le bonheur d'en échapper.

Terminons cet article du pronostic par deux observations importantes.

1.° Nous n'avons vu mourir aucun individu au-dessous de dix ans ni au-
dessus de soixante.

2.° Jamais la maladie miliaire ne nous a paru plus perfide et plus redoutable que lorsqu'elle attaque des femmes de l'âge de quatorze à vingt-cinq
ans, lors même que ces personnes sont fortes et bien constituées, et que
la maladie débute avec toutes les apparences de bénignité. L'époque du
flux menstruel et celle des couches ajoutent encore au danger de la maladie.[1]

1. A Rosheim sont mortes en couches, étant atteintes de la miliaire, les nommées Odile Lehn,
âgée de trente et un ans; Thérèse Britsch, âgée de trente-deux ans; Barbe Ritter, âgée de trente-
deux ans; Anne Herr, âgée de vingt-neuf ans.

§. 17.

Indication gé-
nérale.

La miliaire a, avec toutes les maladies contagieuses aiguës, cette analogie qu'elle ne cède à aucun spécifique (du moins nous n'en connaissons point encore) : il faut par conséquent, dans tous les cas, adapter le traitement à l'état actuel de l'individu, c'est-à-dire, diriger toute son attention sur le caractère et l'intensité de la fièvre concomitante. Déjà l'on voit combien doit être variée la méthode curative.

Cependant, cette maladie présente une indication très-générale, relative à l'éruption, dont il ne faut jamais entraver la sortie, dont il faut prévenir la rentrée, et qu'il faut de suite essayer de rappeler à la peau, en cas de rentrée ou de répercussion.

Les moyens par lesquels on peut remplir cette indication générale, sont eux-mêmes très-différens, suivant la diversité des cas, comme on le verra dans les sections suivantes.

DEUXIÈME SECTION.

Miliaire simple et bénigne.[1]

§. 18.

Symptômes de
la miliaire sim-
ple et bénigne.

La miliaire, qui peut prendre tous les degrés possibles de gravité, peut aussi n'être qu'une maladie peu grave, et quelquefois même une indisposition plutôt qu'une maladie proprement dite.

Lorsqu'elle se montre sous cet aspect favorable, les symptômes qui la caractérisent ont peu d'intensité; l'oppression de poitrine est légère, sans angoisses, sans imminence de suffocation ; les douleurs dans les membres sont modérées, l'engourdissement des doigts à peine sensible, la fièvre peu forte; l'éruption miliaire se fait promptement et facilement; les sueurs sont abondantes, sans être excessives; les forces se soutiennent; tous les symptômes sont en harmonie; toutes les fonctions s'accomplissent assez librement. Enfin, la maladie se termine au bout de huit à neuf jours, et le malade est bientôt rétabli.

---

1. C'est ainsi qu'elle s'est montrée dans la commune de Geispolsheim, où, sur cent quatorze malades, cinq seulement ont eu besoin de médicamens; aucun n'est mort.

§. 19.

.Dans ce premier degré de l'affection miliaire, le malade n'a, pour ainsi dire, besoin d'aucun médicament; mais le médecin n'oubliera jamais que la miliaire est une maladie insidieuse, et que la plupart de ceux qui sont morts dans l'épidémie actuelle, ont péri victimes de leur trop grande sécurité [1]. Une indigestion, un accès de colère, une frayeur [2], le moindre refroidissement, etc., peuvent provoquer des accidens mortels. Il ne faut donc pas s'en laisser imposer par des apparences de bénignité; et il est prudent de faire garder la chambre, et même le lit, pour peu que le temps soit mauvais. Les parens seront avertis qu'ils doivent éloigner avec soin tout ce qui pourrait occasioner au malade une émotion vive et soudaine. Les alimens doivent être légers, et pris en moindre quantité qu'à l'ordinaire. On se conformera, autant que la prudence le permet, à l'appétit, au goût, aux habitudes, et même aux moyens des malades. Les boissons doivent être légèrement tièdes, diaphorétiques, tantôt acidulées, tantôt animées d'un peu de vin. Que les vêtemens soient chauds, et qu'ils couvrent le malade par tout le corps. Le malade se tiendra de même constamment couvert dans son lit. Toutefois il faut bien se garder de le surcharger de couvertures ou de lits de plumes, et de faire trop chauffer la chambre. Nous ne pouvons trop insister sur ces deux points, parce que les habitans des campagnes pèchent, à cet égard, presque toujours par les extrêmes.

Le malade a-t-il besoin de changer de linge, on doit, après l'avoir essuyé rapidement par tout le corps avec une serviette sèche et chaude, lui passer de suite d'autre linge également chauffé. Lorsqu'il quitte le lit, il ne doit jamais le faire qu'avec la précaution de ne pas marcher nu-pieds. Pour les mêmes raisons, il convient de loger les malades, autant que possible, dans une chambre au-dessus du rez-de-chaussée, inaccessible aux vents, et surtout au vent du nord.

---

1. Ainsi sont morts, entre autres, à Rosheim, Magdeleine Ritter; à Bischofsheim, Joseph Wieser (20 ans); à Blæsheim, Jacques Bauer (34 ans), Catherine Adam (26 ans), Jacques Adam (35 ans), etc.

2. Antoine Schrœder, âgé de trente-huit ans, mourut quelques heures après une frayeur causée par la chute de quelques pièces de monnaie tombées près de son lit. Si un accident aussi insignifiant peut devenir funeste, à plus forte raison doit-on écarter avec le plus grand soin tout ce qui pourrait inquiéter ou alarmer les malades : on devra donc bien se garder de leur annoncer aucune nouvelle fâcheuse, surtout la mort d'un proche ou d'un ami. Il serait aussi à désirer que, pendant toute épidémie un peu grave, on s'abstînt de sonner les cloches funéraires.

Pour entretenir dans l'appartement du malade un air pur, on aura soin d'entr'ouvrir de temps à autre une fenêtre ou une porte, mais avec la précaution d'éviter les courans; on débarrassera la chambre de tout meuble inutile ou gênant; on enlèvera surtout les corps qui, par leurs émanations, peuvent altérer l'air ou incommoder le malade; tels que les fleurs, les fruits, et les immondices de toute espèce.

Enfin, on ne doit pas, même dans les cas les plus simples, négliger les moyens de désinfection qui seront indiqués plus bas.

Un point sur lequel nous ne saurions trop insister, c'est que le malade ne doit jamais sortir de son appartement avant que les sueurs n'aient entièrement cessé; il est encore de la prudence de lui défendre de s'exposer à l'air pendant tout le temps de la desquamation, à moins que l'atmosphère ne soit chaude et sèche, et parfaitement calme.

Cette réclusion doit surtout être sévèrement observée pour peu que le temps soit froid ou humide.

Dans les cas de constipation, il faut faire administrer au malade des lavemens, toujours avec la précaution de ne pas l'exposer au refroidissement. Peut-être vaudrait-il mieux substituer les suppositoires aux lavemens : le malade peut lui-même placer un suppositoire, et n'a pas besoin de se découvrir pour cette opération.

Si la constipation était opiniâtre, on pourrait prescrire un laxatif, tel que la poudre n.° 1 du Formulaire ci-après.

Le malade est-il, au contraire, trop relâché, on lui administrera, de deux heures en deux heures, une ou deux cuillerées de la potion n.° 3.

TROISIÈME SECTION.

Miliaire simple, mais grave.

§ 20.

Causes de cette gravité.

Les causes qui nous ont paru rendre grave la maladie miliaire, tiennent tantôt aux dispositions individuelles du malade, à son genre de vie, à des affections morales, etc.; tantôt elles dépendent de quelques circonstances extérieures, telles que la constitution atmosphérique, le genre d'habitation, etc.

Or, par l'influence de ces diverses causes, la fièvre miliaire peut prendre le caractère d'une fièvre inflammatoire, celui d'une affection gastrique, d'une fièvre nerveuse, et même le caractère d'une fièvre nerveuse putride.

§. 21.

Les individus chez lesquels la miliaire devient grave, en prenant le carac- Miliaire inflam-matoire.
tère de fièvre inflammatoire[1], sont en général les adultes doués d'une forte
constitution, qui habitent des lieux un peu élevés, qui se nourrissent d'alimens substantiels, et qui sont exempts d'affections débilitantes. On sait que
la saison et la constitution atmosphérique peuvent aussi favoriser la diathèse
inflammatoire.

Si les individus ainsi disposés contractent la miliaire, ils tombent malades
au moment où ils croient jouir encore de la meilleure santé. Le début de
la maladie est ordinairement impétueux, et les symptômes se succèdent avec
rapidité, ou plutôt ils font explosion à la fois.

Après quelques frissons ou quelques horripilations, la fièvre s'allume; le
pouls est dur, tendu, régulier, mais un peu accéléré (si le spasme est excessif
le pouls est petit, resserré, irrégulier); le visage est gonflé, rouge; les yeux
sont étincelans, et semblent en quelque manière sortir hors des orbites;
perte soudaine de l'appétit; prostration, ou plutôt oppression des forces;
langue sèche, rouge, ou très-légèrement enduite d'un mucus blanchâtre;
soif ardente; respiration pénible; oppression de poitrine et douleur gravative
très-fortes; pesanteur et serrement à la région épigastrique; peau brûlante,
sèche, crispée; douleurs dans tous les membres; presque toujours léger
gonflement à la face dorsale des mains et des doigts, qui sont souvent engourdis au point d'être inflexibles; démangeaison et prurit insupportable
à la peau.

Le malade est ordinairement constipé; il rend des urines rouges et en
petite quantité; il se plaint d'une chaleur excessive, et s'agite sans cesse
dans son lit : cependant ses facultés intellectuelles sont assez libres, et ce
n'est que dans les cas de congestion vers la tête, qu'il y a céphalalgie,
délire, coma, etc.

§. 22.

Lorsque la miliaire se montre avec de tels symptômes, la méthode anti- Traitement.
phlogistique doit être employée.

Souvent la saignée est indispensable; elle peut même être répétée utile-
ment, si une première n'a pas calmé les symptômes inflammatoires.

---

1. C'est avec ce caractère que la fièvre miliaire s'est généralement montrée à Blæsheim.

La nature indique elle-même la nécessité de la saignée, en venant quelquefois au secours des malades par des hémorrhagies spontanées. [1]

On ne doit pas hésiter de saigner largement au bras, surtout lorsque (comme il arrive assez souvent à la campagne) l'on traite des malades qui ont contracté l'habitude de se faire saigner, même en santé.

S'il y a des indications qui commandent des saignées locales, on les fera au moyen de sangsues, qu'on appliquera aussi près que possible des parties dont on veut opérer le dégorgement : ainsi, par exemple, on mettra les sangsues, soit sur les côtés du cou, soit aux tempes, s'il y a des signes de congestion vers la tête; autour de l'anus chez les hémorrhoïdaires, etc. On les appliquera à la poitrine, s'il y a douleur pongitive fixe (violent point de côté), surtout si cette douleur n'a pas cédé à une saignée du bras; pour les femmes chez qui l'évacuation périodique est retardée ou supprimée, on appliquera les sangsues aux parties extérieures de la génération, ou à la région supérieure des cuisses.

Observons, relativement à la saignée, que ce moyen doit être employé dès le principe de la maladie ; qu'il est bien moins efficace dans une période plus avancée, et qu'il peut même devenir très-nuisible lorsque le développement des forces vitales, qui caractérise l'état inflammatoire, amène à sa suite la faiblesse et l'épuisement.

C'est ici le lieu de parler de l'application de l'eau froide. L'emploi de ce moyen commande toujours la plus grande circonspection. Il n'est jamais indiqué dans la miliaire inflammatoire que pour les sujets pléthoriques chez qui, après la saignée, la peau est restée aride, avec chaleur âcre et brûlante (*calor mordax*); mais, dans ce dernier cas, on peut employer sans crainte, soit les lotions, soit les aspersions d'eau froide: loin d'incommoder le malade, elles lui font au contraire éprouver une sensation agréable, et elles opèrent très-promptement un soulagement marqué; tel est du moins le résultat de notre expérience. Il est nécessaire de répéter les applications d'eau froide de deux en deux heures, jusqu'à ce que la peau se détende et que la chaleur soit ramenée à l'état naturel. A cette époque aussi on s'aperçoit que cette pratique commence à fatiguer le malade ; il faut l'interrompre, dès qu'il commence à s'en plaindre, et qu'au lieu de se sentir agréablement rafraîchi, il éprouve une sensation de froid.

---

1. A Blæsheim, Jacques Bauer, âgé de trente ans, et Thiébaud Halbwachs, âgé de trente-deux ans, ont eu évidemment des hémorrhagies nasales critiques; leur rétablissement a suivi de très-près ces hémorrhagies.

Il est présque inutile d'ajouter que les lotions et les aspersions d'eau froide doivent être encore plus sévèrement interdites lorsque l'éruption miliaire paraît, ou lorsque la transpiration s'établit, ou même lorsqu'un commencement de moiteur succède à l'aridité de la peau. Ceux qui, n'ayant pas l'habitude d'employer les lotions et les aspersions froides, craignent les dangers qui pourraient résulter de la mauvaise administration de cette méthode curative, y substitueront avec avantage les lotions faites avec l'oxycrat tiède : on doit de même répéter ces dernières lotions jusqu'à ce qu'on ait obtenu le résultat désiré, c'est-à-dire, jusqu'à ce que les pulsations de l'artère soient diminuées, que la chaleur de la peau ait été ramenée à l'état naturel, et que la transpiration commence à s'établir.[1]

Nous avons souvent employé avec avantage certaines préparations mercurielles dans le traitement de la miliaire inflammatoire, et surtout lorsque la diathèse inflammatoire, l'éréthisme et la sécheresse de la peau, étaient très-prononcés ou très-opiniâtres.

Nous ignorons si ces préparations agissent directement, comme antiphlogistiques proprement dits, ou comme antispasmodiques, ou si leurs effets salutaires tiennent à l'action qu'elles exercent sur les premières voies; quoi qu'il en soit, elles nous ont paru très-efficaces pour combattre dans cette maladie la diathèse inflammatoire, principalement lorsqu'il y a en même temps congestion vers un organe essentiel, comme le poumon, le foie, etc.

Nous avons surtout remarqué qu'elles opéraient très-promptement un changement tel que la maladie, d'inflammatoire qu'elle était d'abord, semblait se transformer en une affection gastrique. Quelquefois, dès le second jour de l'usage de ces préparations, nous apercevions la décoloration du visage, la bouche devenait pâteuse, la langue se couvrait d'un enduit blanchâtre, l'haleine était fétide, le pouls moins tendu et moins accéléré; dès que ces symptômes se manifestent, les préparations mercurielles ne conviennent plus, et nous nous hâtions de les supprimer.

Parmi les préparations mercurielles nous avons employé les plus douces, telles que le calomel ou le mercure soluble (*hydrargyrum oxydulatum nigrum Hahnemanni*); nous donnions un grain de la première ou un quart de grain de la seconde préparation, d'heure en heure, ou de deux heures en deux heures. (Voyez Formulaire n.º 2.)

Ces médicamens, administrés à la même dose, avec addition de quelques grains de rhubarbe et de jalap (F. n.º 1), conviennent très-bien lorsqu'il y a

---

1. Voyez l'article *Aspersions* et *Lotions*, à la suite du Formulaire.

en même temps constipation ; mais il faut joindre au mercure un peu d'opium, au lieu de jalap et de rhubarbe, pour peu que les selles deviennent fréquentes, ou qu'elles soient trop liquides.

Si quelque cause particulière, telle que l'idiosyncrasie du malade, ou la présence des saburres acides dans les premières voies, contre-indique l'usage interne du mercure, on peut avec avantage prescrire de petites frictions d'onguent napolitain, faites sur la face interne des bras et des cuisses, de trois en trois heures. (F. n.° 4.)

Les boissons du malade doivent être rafraîchissantes et un peu tièdes ; dans les cas où l'on ne donne pas de mercure à l'intérieur, elles peuvent être acidulées et nitrées : les bouillons maigres, les légères infusions théiformes, les eaux minérales acidules, l'eau vineuse, etc., peuvent être prescrits, suivant les circonstances et le goût particulier des malades.

L'air de la chambre doit être tempéré, et le malade légèrement couvert : on entretiendra la liberté du ventre, soit avec les poudres n.° 1, soit avec d'autres moyens légèrement laxatifs, p. ex., la pulpe de tamarins, le jus de pruneaux, le lait battu, les bouillons faiblement émétisés, etc. On aura aussi recours aux lavemens ou aux suppositoires, comme nous l'avons dit plus haut.

Lorsque par l'emploi des moyens que nous venons d'indiquer on est parvenu à dompter l'inflammation, que les sueurs commencent à couler et l'éruption miliaire à paraître, il faut, comme dans les cas de la miliaire simple et légère, se borner à la médecine expectante. Cependant, si le malade se plaint d'une oppression de poitrine forte, ou même d'un point de côté, il est utile, et quelquefois même indispensable, d'opérer une révulsion au moyen d'un large vésicatoire camphré, appliqué sur l'endroit douloureux immédiatement après la saignée.

Dans la miliaire grave par diathèse inflammatoire, l'éruption, annoncée par un prurit universel et des sueurs, paraît sous la forme d'innombrables granulations rouges (*miliaris rubra*, §. 12). En même temps, les angoisses et l'oppression de poitrine diminuent sensiblement ; des sueurs fétides et copieuses coulent sans interruption, en sorte que les malades sont comme plongés continuellement dans un bain de vapeurs. S'il ne survient aucun accident, la maladie marche rapidement, et la convalescence commence vers le septième jour : alors les sueurs diminuent en même temps qu'elles perdent de leur fétidité ; l'appétit et les forces reviennent, etc. Cependant les convalescens doivent encore s'astreindre à un régime un peu sévère, et surtout observer rigoureusement les préceptes que nous avons donnés au §. 19, afin de ne pas s'exposer à une suppression brusque de la sueur ; accident grave, et auquel les dispose la susceptibilité que la peau a contractée pendant la maladie. Si le malade avait été affaibli par le traitement antiphlogistique, il faudrait, pendant la convalescence, lui faire prendre des fortifians, des amers et autres médicamens convenables.

Il peut arriver que, dans la miliaire inflammatoire grave, le médecin soit appelé trop tard pour qu'il puisse encore avec succès employer les moyens antiphlogistiques ; ou, ce qui est plus fâcheux encore, que l'état du malade ait été exaspéré par un traitement mal entendu, par exemple, par l'emploi des sudorifiques spiritueux, par les incitans trop énergiques, comme la valériane, la serpentaire, le camphre, etc. Alors les malades succombent ordinairement au milieu des convulsions, ou meurent comme frénétiques ; d'autres fois, les forces se trouvant épuisées, ils tombent tout-à-coup dans l'affaissement : aux symptômes inflammatoires, qui annonçaient une réaction trop énergique, succède la prostration la plus grande ; la maladie prend soudain le caractère de fièvre nerveuse putride, et il se manifeste dans toutes les humeurs une tendance marquée vers la décomposition.

Observons que cette fâcheuse conversion de la fièvre inflammatoire en nerveuse putride peut survenir dans la maladie miliaire, malgré les soins les mieux entendus.

§. 23.

La fièvre qui se développe à l'occasion de l'action du principe miliaire, peut encore prendre un caractère grave, lorsque les premières voies se trouvent embarrassées par la présence de matières bilieuses ou saburrales. Dans ce cas, qu'on pourrait peut-être considérer comme une complication, on doit d'abord examiner s'il y a turgescence vers la partie supérieure du conduit intestinal (embarras gastrique proprement dit), ou vers sa partie inférieure (embarras intestinal).

L'embarras gastrique se reconnaît, comme on sait, par la perte ou la dépravation de l'appétit, par les mauvaises digestions, le dégoût, les envies de vomir, vomissemens de matières saburrales bilieuses, amertume de la bouche, langue enduite d'un limon jaunâtre, sentiment de plénitude dans la région épigastrique, sensibilité de cette région au toucher, maux de tête, surtout vers les orbites, vertiges, crachotemens, teint blême et jaunâtre, chaleurs fugaces alternant avec des frissons, etc.

Lorsque ces symptômes se présentent, un vomitif donné dès le début de la maladie peut, pour ainsi dire, la faire avorter, ou du moins la rendre très-légère, de grave qu'elle aurait été : mais il faut absolument donner ce vomitif dès le principe, parce que plus tard, la sueur et l'éruption miliaire ayant déjà paru, tout vomissement provoqué ou spontané pourrait, en supprimant l'une ou l'autre, avoir des suites fâcheuses.

Pour faire vomir, nous nous sommes ordinairement servis de l'ipécacuanha uni au tartre stibié. On donne l'ipécacuanha seul, lorsqu'il y a en même temps cours de ventre, ou que le malade est disposé à la diarrhée.

Un vomitif administré ainsi dès le début de la maladie, outre l'avantage qu'il a d'évacuer la bile et les autres matières nuisibles, imprime en même temps une secousse salutaire à tout le système nerveux, décompose le spasme, dispose le malade à la sueur, et favorise par là l'éruption.

· On doit, dans les cas où l'indication est positive, répéter le vomitif.

Lorsqu'il existe turgescence vers le bas (embarras intestinal), le malade éprouve dans les hypocondres, et vers la région sacrée, un sentiment de pression; le bas-ventre est gonflé; renvois fétides, haleine chaude, borborygmes, flatulences, matières fécales très-fétides, urines troubles, etc.

Ici l'indication est de débarrasser le canal intestinal avec des laxatifs très-doux, et que l'on puisse manier à volonté; car on doit être encore bien plus circonspect dans l'emploi des purgatifs que dans celui des vomitifs. Si les purgatifs agissent fortement, ils empêchent la sortie de l'exanthème miliaire, et occasionnent des diarrhées très-difficiles à arrêter. Nous avons presque toujours employé comme laxatif le calomel uni à la rhubarbe et au jalap, prescrits à petites doses, mais souvent répétées (voy. F. n.° 1). Cette préparation a toujours rempli nos vues. Pour peu que les évacuations fussent trop fluides ou fréquentes, nous supprimions le jalap et la rhubarbe, et nous unissions au calomel (si son usage était encore indiqué) l'opium à très-petites doses.

Les premières voies ayant été suffisamment nettoyées, il est bon de prescrire pendant quelques jours de légers stomachiques. Lorsqu'il faut en même temps écarter l'embarras gastrique et combattre des accidens inflammatoires, il est convenable, si la saignée est indiquée, de la pratiquer avant d'administrer les évacuans; mais, nous ne saurions trop le répéter, ces divers moyens exigent dans leur emploi la plus grande circonspection. Jamais nous n'avons eu recours à la saignée et au vomitif qu'au début de la maladie, et jamais nous n'avons prescrit le minoratif indiqué plus haut que dans les cas de constipation opiniâtre.

· Il peut arriver que le mercure doux, malgré les précautions avec lesquelles on l'a administré, porte un peu à la bouche. Dès qu'on s'en aperçoit, on en supprime l'usage. D'ailleurs, le désagrément d'une légère salivation ne nous paraît pas pouvoir contrebalancer les effets salutaires de ce médicament.

Nous n'avons pas rencontré de malade chez qui la fièvre miliaire ait pris le caractère de celle que les auteurs désignent sous le nom de fièvre gastrique, fièvre bilieuse. Au reste, les symptômes de cette fièvre sont précisément ceux de l'embarras gastrique, avec redoublemens fébriles vers le soir, et elle ne présente pas d'autres indications.

Nous ne devons pas omettre de rappeler ici, que dans toutes les maladies fébriles les affections gastriques dont nous venons de parler favorisent singulièrement le développement de la diathèse putride.

§. 24.

La maladie miliaire, qui, pour peu qu'elle soit intense, porte si éminemment son action sur le système nerveux, s'est montrée assez fréquemment sous la forme de fièvre nerveuse proprement dite (fièvre maligne, fièvre ataxique, etc.); nous l'avons même souvent rencontrée telle dès son début, et sans aucun signe de diathèse putride.[1]

Les personnes sur lesquelles la miliaire se manifeste de préférence avec les caractères de fièvre nerveuse, sont en général celles qui, ayant atteint l'âge viril, ou même un âge plus avancé, sont douées d'une constitution faible, et susceptibles d'être affectées par les moindres causes, soit physiques, soit morales; celles qui sont épuisées par la misère, les fatigues, les études, la débauche, ou par des maladies antécédentes; celles qui ont éprouvé des hémorrhagies ou d'autres évacuations immodérées, ou qui sont accablées par des chagrins, etc. Néanmoins les personnes bien portantes, et même les personnes robustes, ne sont pas à l'abri des atteintes de la miliaire nerveuse, surtout lorsque la saison, la constitution atmosphérique, ou des émanations malsaines, favorisent le développement des affections de ce genre.

Les symptômes par lesquels se manifeste la miliaire nerveuse, sont remarquables par leur multiplicité, par leur irrégularité, et surtout parce qu'ils ne semblent point en harmonie les uns avec les autres.

Avant l'invasion proprement dite, les malades sont abattus, tristes, inquiets; ils soupirent, ils éprouvent des douleurs erratiques, etc. Après qu'ils sont restés quelques jours dans cet état équivoque, une faiblesse excessive les oblige enfin à se mettre au lit : alors ils se plaignent alternativement de bouffées de chaleur et de frissons; la langue, tantôt sèche, tantôt humide,

Miliaire nerveuse.

---

1. Particulièrement à Rosheim et à Strasbourg, au commencement du printemps de l'an 1812.

4

est tremblotante ; la voix est faible, la parole lente ; perte absolue de l'appétit ; soif presque nulle ; la déglutition est souvent gênée, quelquefois avec sentiment de strangulation ; nausées, vomissemens spontanés ou provoqués par les plus légères causes ; serrement douloureux à la région épigastrique ; tantôt diarrhée presque continuelle, tantôt constipation opiniâtre ; quelquefois les urines sont retenues, d'autres fois elles coulent abondamment ; elles sont tantôt limpides, tantôt chargées d'un nuage floconeux, ou bien elles laissent un sédiment abondant, sans qu'on observe pour cela aucune rémission dans les symptômes ; le pouls est serré, inégal, souvent même intermittent, mais toujours remarquable par ses fréquentes irrégularités.

Du côté de la poitrine, apparences fugaces de congestions locales dans les poumons ; difficulté extrême de respirer ; point de côté ; lipothymies fréquentes, et quelquefois même syncope, lorsque le malade essaie de se mettre sur son séant, ou qu'il éprouve quelque affection morale.

La peau est quelquefois chaude, sèche, aride ; d'autres fois elle est froide, flasque, avec des sueurs partielles, visqueuses et froides : il est rare que dans la miliaire nerveuse les sueurs soient universelles et chaudes. On remarque quelquefois que le malade entend plus distinctement qu'en état de santé, que sa vue est claire et distincte, et qu'il jouit de toutes ses facultés intellectuelles ; quelquefois aussi il est momentanément sourd et même aveugle, quoiqu'il ait les yeux ouverts et saillans. La tristesse, l'anxiété et la douleur, sont empreintes sur tous les traits de son visage ; il est tourmenté par des frayeurs involontaires et des pressentimens sinistres. Enfin, les sueurs coulent plus abondamment ; elles sont très-fétides ; et l'éruption miliaire commence à paraître d'abord sous la forme de vésicules blanches, diaphanes, presque imperceptibles : bientôt ces vésicules rendent la peau comme chagrinée ; elles sont alors très-visibles. L'éruption est ordinairement plus irrégulière et beaucoup plus souvent partielle que dans la miliaire inflammatoire; elle disparaît aussi (toutes choses d'ailleurs égales) beaucoup plus facilement, et est encore plus difficilement rappelée à la peau.

Dans cet état des choses, lorsque le malade est traité convenablement, il arrive assez souvent que les symptômes alarmans diminuent peu à peu, à mesure que les sueurs deviennent chaudes et universelles, et que l'exanthème se manifeste. Dans les cas contraires, c'est-à-dire, quand, malgré des soins éclairés, les sueurs restent partielles, froides et visqueuses, qu'elles se suppriment tout-à-fait, ou qu'elles deviennent excessives; quand l'exanthème ne sort pas, ou qu'il ne sort que très-incomplètement : alors tous les symptômes s'aggravent; les lipothymies sont plus fréquentes ; bientôt surviennent les soubresauts des tendons ; les extrémités se refroidissent ; le pouls s'affaiblit de plus en plus, devient plus intermittent, et à peine sensible ; les selles partent involontairement ; la respiration est stertoreuse ; le malade a le hoquet ; ses yeux sont larmoyans, et la pupille est tournée en haut ; sa physionomie se décompose, et il ne tarde pas à succomber.

Quelquefois aux symptômes de la miliaire nerveuse viennent se joindre ceux de la diathèse putride.[1]

Avant de parler des moyens curatifs de la miliaire nerveuse, remarquons que l'irrégularité et, si l'on peut s'exprimer ainsi, la bizarrerie des symptômes que présente cette maladie, se manifestent de nouveau dans l'action des médicamens. C'est ainsi que dans certains cas les substances médicamenteuses les moins actives produisent des effets très-marqués, ou même extraordinaires, tandis que, dans d'autres cas, les remèdes les plus énergiques affectent à peine le malade.

On a observé cette singularité dans les maladies nerveuses en général ; mais c'est surtout dans la miliaire nerveuse, où toute irritation brusque, toute évacuation excessive ou suppression soudaine d'une évacuation, peut avoir des suites très-fâcheuses, que le praticien doit être sur ses gardes : il peut arriver, par exemple (comme nous l'avons vu), que l'opium donné dans l'intention de modérer ou d'arrêter un cours de ventre l'augmente, qu'un léger cathartique provoque le vomissement, ou constipe davantage, etc.

Il faut donc, pour ainsi dire, tâtonner avec les médicamens qui paraissent le mieux indiqués, et les administrer d'abord à très-petites doses, qu'on augmentera ensuite par degrés, si l'on aperçoit des effets salutaires.

§. 25.

Ranimer et soutenir les forces vitales, combattre le spasme nerveux, telle est ici l'indication générale. Cependant il peut arriver qu'au début de la miliaire nerveuse il se présente des symptômes de diathèse inflammatoire, indiquant exaltation des forces vitales, ou que des signes de congestions locales se manifestent, et que la saignée, au premier coup d'œil, paraisse nécessaire ; mais, lorsqu'on considère que ces symptômes sont toujours de peu de durée, et qu'ils sont bientôt suivis de tous ceux qui annoncent l'extrême prostration des forces, on sent combien il faut être circonspect sur l'emploi d'un tel moyen, et qu'on ne peut se permettre d'y recourir sans les indications les plus positives, par exemple, dans les cas de congestion locale bien évidente sur un organe essentiel, tel que le poumon ou le cer-

Traitement.

----

1. Nous traiterons de la diathèse putride au §. 26.

veau : encore, dans ces sortes de cas, vaut-il mieux faire une saignée locale au moyen des sangsues ou des ventouses scarifiées, et appliquer ensuite un vésicatoire.

La boisson la plus convenable est une infusion diaphorétique rendue plus stimulante par l'addition d'un peu de vin généreux, ou de quelques gouttes de liqueur anodine de Hoffmann ; on fera prendre au malade de temps en temps quelques cuillerées de vin généreux pur, et une tasse de bon bouillon, dans lequel on peut faire dissoudre une cuillerée de gelée animale faite au vin et bien épicée. Si le malade est altéré (ce qui est rare), on lui donnera de l'eau sucrée vineuse, à laquelle on ajoutera un peu de jus de citron ou d'orange : on peut aussi, quand la saison le permet, préparer avec des fruits doux, tels que cerises, fraises, framboises, groseilles, raisins, etc., des boissons rafraîchissantes très-agréables. Lorsqu'il s'agit de débarrasser l'estomac ou le canal intestinal, on doit le faire avec beaucoup de précaution et au moyen des médicamens que nous avons déjà indiqués.

Les vomissemens spontanés qui ont leur cause dans l'irritabilité trop grande de l'estomac, et non dans les matières saburrales bilieuses, sont d'un mauvais augure; il faut tâcher de les arrêter aussitôt, soit par l'opium, soit par le gaz acide carbonique (voy. F. n.° 5), soit par ces deux moyens employés alternativement. Quelquefois un peu de vin de Champagne mousseux pur, ou un peu de vin blanc ordinaire, mêlé avec une eau minérale acidule, suffit pour arrêter ces vomissemens.

Le camphre est un des médicamens les plus précieux dans la miliaire nerveuse; son usage est doublement indiqué, et par la prostration des forces, et par le désordre des fonctions nerveuses. On doit l'employer lorsque le pouls est petit, fréquent et intermittent; que le malade éprouve des spasmes, des mouvemens convulsifs, et surtout lorsque les facultés intellectuelles sont troublées : il faut y recourir aussi lorsque l'éruption miliaire se fait difficilement et incomplètement, que la peau est sèche, mais sans aridité et sans chaleur âcre, ou lorsque les sueurs sont partielles, froides et visqueuses. Enfin, le camphre est encore indiqué toutes les fois qu'aux symptômes de la fièvre miliaire nerveuse viennent se joindre ceux de la diathèse putride, ainsi que nous le dirons plus bas.

Il est superflu de rappeler ici l'utilité qu'on peut retirer de ce médicament dans certaines affections des voies urinaires.

Nous indiquons, sous les n.°ˢ 6, 7, 8 (voy. F.), quelques formules dont nous avons fait usage, et dans lesquelles le camphre entre comme principal ingrédient.

Le camphre est, en général, contre-indiqué par les circonstances suivantes : embarras des premières voies, chaleur âcre de la peau, et sueurs trop abondantes.

Lorsque le malade ne supporte pas le camphre, il faut y substituer la valériane et la serpentaire; l'action de ces derniers remèdes est plus permanente que celle du camphre : on la rend d'ailleurs plus prompte et plus pénétrante, en y ajoutant la liqueur anodine de Hoffmann, ou l'éther sulfurique (voy. F. n.° 9). Au reste, nous avons souvent associé le camphre à ces derniers médicamens.

L'alcali volatil est encore un des remèdes dont nous nous sommes servis avec le plus d'avantage dans la miliaire nerveuse; nous l'employions surtout lorsque nous craignions que le camphre ne produisît une trop forte irritation. Ce remède convient dans tous les cas où l'éruption miliaire se fait difficilement ou incomplètement, lorsque les sueurs ne coulent pas, ou qu'elles sont particlles (voy. F. n.° 10); mais il est contre-indiqué par la diathèse putride.

L'utilité de l'opium dans la miliaire nerveuse n'est pas moins incontestable. Ce médicament doit, ainsi que le camphre, être regardé comme un remède héroïque. Nous en avons fait un fréquent usage, particulièrement dans les cas où, par suite d'une excessive exaltation de la sensibilité, nous remarquions une agitation continuelle, de l'insomnie, des douleurs et des mouvemens convulsifs. (Voy. F. n.° 3.)

L'opium remplit en outre une indication particulière, mais bien importante dans les cas de diarrhée; il est, sans contredit, le meilleur de tous les remèdes pour arrêter les flux de ventre immodérés, qui peuvent devenir pernicieux, soit en troublant la marche de la maladie, soit en épuisant les forces du malade.

Cependant, lorsque la diarrhée survient à l'époque de la fièvre secondaire, c'est-à-dire, lors de la dessiccation ou de l'affaissement des pustules miliaires, elle est ordinairement salutaire; et dans des cas où, par sa durée et son intensité, la diarrhée semblait devoir nuire aux malades, nous avons observé que l'opium l'augmentait, au lieu de la diminuer. Le vin, et d'autres substances stimulantes ou astringentes (l'écorce d'angustura, par exemple), que nous avons essayées dans les mêmes vues curatives, ont produit le même effet; alors nous avons employé avec succès les bouillons concentrés, rendus mucilagineux par l'addition de quelque substance amilacée, telle que le riz, la racine de guimauve, le salep, la gomme arabique, l'amidon blanc, etc.

En même temps nous appliquions l'opium à haute dose sur le bas-ventre, soit sous la forme d'embrocation, soit incorporé dans des emplâtres ou des cataplasmes.

L'usage interne de l'opium est contre-indiqué par l'embarras des premières voies, par la constipation, par les symptômes qui font craindre congestion vers le cerveau, enfin par ceux qui annoncent une tendance à la diathèse putride.

Lorsque l'opium produit le narcotisme, on doit le supprimer et prescrire le camphre, le vin généreux et la décoction de café.

Nous ne parlons point du musc, parce que la cherté excessive de ce médicament en interdit l'usage aux personnes peu aisées; toutefois nous le regardons comme un remède très-précieux, et nous nous en sommes servis quelquefois avec avantage. Nous l'avons spécialement employé pour combattre les spasmes qui avaient leur siége dans le bas-ventre, dans le hoquet, le météorisme, etc.

Le mercure, dont nous avons eu occasion de parler plus haut, convient encore dans la miliaire nerveuse, lorsqu'il y a congestion inflammatoire vers un organe : dans ce cas, on l'associe au camphre, à l'opium, à l'ipécacuanha, etc. On l'emploie aussi à l'extérieur, par exemple, dans les cas où la diarrhée ou d'autres raisons contre-indiquent son usage interne. On sait que toutes les préparations mercurielles ne conviennent pas dans la diathèse putride, parce qu'elles la favorisent.

L'état de la peau exige la plus grande attention de la part du médecin, parce qu'il offre des indications bien positives. Il est extrêmement rare que, dans la miliaire nerveuse, la peau soit sèche, aride, et comme brûlante, ainsi qu'on l'observe quelquefois au commencement de la miliaire inflammatoire. Si cependant ce cas se présentait, si le malade était d'ailleurs bien constitué, on pourrait, sans danger, prescrire les lotions avec l'eau froide : il nous paraît néanmoins plus prudent, dans ces sortes de cas, de faire laver les malades avec de l'eau légèrement dégourdie, à laquelle on ajoute un peu de vinaigre, ou, ce qui vaut encore mieux, de l'acide muriatique oxygéné; l'addition de ce dernier rend non-seulement les lotions plus actives, mais tend aussi à détruire le principe contagieux, et peut ainsi garantir ceux qui se chargent de laver les malades.

Dans les cas où la peau est sèche, mais sans chaleur âcre et brûlante, nous employions de préférence, pour les lotions, l'eau tiède, rendue plus stimulante par l'addition d'un peu de vin. Si la peau est sèche et flasque, si en même temps la prostration des forces est très-marquée, les lotions doivent être faites avec du vin aromatique chaud, ou avec du vin dans lequel on aura fait infuser de la farine de moutarde amère (par exemple, une demi-once de farine de moutarde amère, sur deux chopines de vin). On peut encore, après chaque lotion, faire des frictions avec des flanelles imprégnées de vapeurs aromatiques.

Quelle que soit la liqueur avec laquelle on lave le malade, les lotions doivent, ainsi qu'il a été dit au §. 22, être faites promptement, souvent ré-pétées, et être interrompues aussitôt que le malade commence à transpirer et que l'éruption miliaire paraît. Après chaque lotion on donne une tasse d'une infusion diaphorétique, qu'on aiguise par l'addition d'un peu de jus de citron et de vin, ou même à laquelle on ajoute un peu d'eau-de-vie.

Un des effets les plus marqués de ces lotions est de produire une dériva-tion salutaire vers la peau, et de rendre cette membrane perméable à la sueur et à l'éruption miliaire; mais il est souvent nécessaire de recourir à des dérivatifs plus puissans encore : lorsque le malade est dans un état de stupeur, lorsqu'il est pris de convulsions violentes, ou que des symptômes de congestion locale font craindre une métastase sur un organe important, il faut se hâter d'appliquer les rubéfians et les vésicatoires sur diverses parties, jusqu'à ce que l'assoupissement, les convulsions et les symptômes de congestion locale soient dissipés, quand bien même l'éruption miliaire aurait déjà commencé à se montrer.

S'il est très-difficile, dans la miliaire nerveuse, de provoquer la sueur ou l'éruption miliaire, il est plus difficile encore de modérer les sueurs surabondantes, qui épuisent le malade et le réduisent bientôt à l'extrémité. Dans cette circonstance, il faut, pour redonner du ton à la peau, couvrir le malade aussi légèrement que la prudence le permet, le frotter avec de la flanelle imprégnée de vapeurs aromatiques, le laver avec du vin aromatique chaud, s'abstenir des boissons diaphorétiques, prescrire des analeptiquès et des fortifians, tels que les consommés, les décoctions et infusions amères, celles de quinquina, etc., auxquelles on peut, suivant l'exigence des cas, joindre des substances astringentes, etc. (voy. F. n.ºs 11, 16, 17); mais il faut, avant tout, examiner si le canal intestinal et les organes urinaires s'acquittent bien de leurs fonctions, et donner, au besoin, des laxatifs et des diurétiques.

Les convalescens de la miliaire nerveuse doivent observer le plus scru-puleusement les préceptes dictés au §. 19, et faire usage des stomachiques fortifians pendant toute la durée de leur convalescence, qui est ordinaire-ment très-longue, surtout dans la mauvaise saison.

§. 26.

,Nous avons déjà dit (§. 22 et §. 23), que la diathèse putride se développait quelquefois vers la fin de la miliaire inflammatoire, ou par suite de l'affection gastrique. Il est bien plus ordinaire qu'elle survienne durant le cours de la miliaire nerveuse, quoiqu'il soit plus fréquent encore que la miliaire nerveuse se montre sans aucun signe de diathèse putride. Quelles que soient, au reste, les circonstances dans lesquelles se manifeste cette diathèse, on remarque que le système nerveux est en même temps profondément affecté, et même que les symptômes nerveux prédominent presque toujours : il suit de là que, pour se faire un tableau fidèle de la miliaire nerveuse putride, il suffit d'ajouter aux symptômes de la miliaire nerveuse précédemment exposés, ceux qui appartiennent à la diathèse putride.

Les personnes replètes, celles surtout qui ont en même temps la fibre lâche, sont, toutes choses égales d'ailleurs, les plus disposées à cette funeste dégénérescence ; mais rien ne dispose davantage nos humeurs à la colliquation putride que l'usage des substances alimentaires corrompues, surtout de celles tirées du règne animal, et l'habitation des lieux où l'air est altéré par des émanations de substances animales ou végétales en putréfaction. C'est ainsi que le séjour dans les prisons, dans les hôpitaux, le voisinage des voiries ou des eaux croupissantes, favorisent le développement de la diathèse putride, indépendamment de toute contagion ; et cela s'observe surtout lorsque la constitution atmosphérique est humide et chaude.

Voici maintenant les symptômes par lesquels la diathèse putride se manifeste : les traits du malade sont décomposés, sa physionomie porte l'empreinte de la tristesse et de l'accablement, ou bien il est comme hébété ; toutes ses idées sont incohérentes ; il profère avec peine quelques paroles mal articulées, insignifiantes (rêvasserie, délire sourd); son teint est blême et comme terreux ; quelquefois aussi son visage est bouffi, ses yeux larmoyans et chassieux ; ses narines sont sèches ; la langue, les dents et les gencives, sont couvertes d'une croûte noirâtre, etc.

Nous avons vu plusieurs fois l'intérieur de la bouche enduit d'une matière visqueuse, brunâtre, quelquefois sanguinolente, et rempli d'aphtes et d'érosions comme chancreuses.

L'haleine, la sueur, et en général toutes les excrétions, sont d'une fétidité insupportable ; la respiration est lente, pénible, et le plus souvent stertoreuse. En même temps l'exanthème miliaire se présente sous la forme de vésicules perlées óu purulentes, ou sous celle de pustules livides ou noirâtres.

Si, comme il arrive presque toujours, la maladie fait des progrès, le malade reste couché horizontalement sur le dos ; les parties sur lesquelles porte le poids du corps, s'enflamment et se gangrènent ; il survient des soubresauts des tendons, la carphologie, le météorisme du bas-ventre, des selles involontaires, des hémorrhagies passives, des sueurs froides. Souvent à ces symptômes se joint une difficulté de déglutition, telle que, si le malade soulevé fait effort pour avaler un fluide, on entend celui-ci tomber par son propre poids dans l'estomac. Enfin, les extrémités se refroidissent, le pouls disparaît, et le malade meurt.

Lorsque dans la miliaire nerveuse putride l'exanthème rentre brusquement, le malade périt plus promptement encore, avec des symptômes de suffocation.

§. 27.

D'après le tableau que nous venons de tracer de la maladie miliaire nerveuse putride, on voit assez quel fâcheux pronostic on doit porter d'une semblable affection, et combien doivent être impuissantes les ressources de l'art lorsque les symptômes de la diathèse putride sont fortement prononcés, surtout lorsque cet état se manifeste à la suite de la miliaire inflammatoire : aussi nous avouerons franchement que nous ne sommes jamais parvenus, ni dans le cours de l'épidémie, ni dans notre pratique particulière, à sauver aucun des malades que nous avons trouvés dans cette situation déplorable. Dans les cas qui n'étaient pas très-graves, nous avons cependant vu guérir quelques malades auxquels il était survenu des abcès ou des furoncles.

Quoi qu'il en soit, les moyens qu'il convient d'employer dans ces sortes de cas, et dont on peut attendre quelque succès, sont si connus sous le nom d'antiseptiques, qu'ils n'ont besoin que d'être indiqués.

Les plus efficaces sont le quinquina, le camphre, le vin, les acides végétaux et minéraux. Les lotions avec l'oxycrat conviennent encore très-bien lorsque la chaleur de la peau est âcre et brûlante.

Ces remèdes doivent être associés aux stimulans et aux antispasmodiques, dont nous avons parlé à l'article de la miliaire nerveuse.

On doit se rappeler que l'opium, l'alcali volatil, et surtout le mercure, sont contre-indiqués, comme favorisant la diathèse putride. Enfin, les emplâtres vésicatoires doivent être, pour la même raison, employés avec beaucoup de réserve.

QUATRIÈME SECTION.

Miliaire compliquée.

§. 28.

Division des complications de la miliaire.

Jusqu'ici nous avons considéré la maladie miliaire sous les diverses formes sous lesquelles elle peut se présenter, et avec les divers degrés de gravité dont elle est susceptible, mais néanmoins dégagée de toute complication proprement dite; nous allons maintenant jeter un coup d'œil, non sur toutes les complications que peut offrir la miliaire (ce travail serait immense), mais sur celles que nous avons eu occasion d'observer et de traiter.

Nous parlerons donc successivement, et en suivant l'ordre de leur fréquence, de la péripneumonie catarrhale miliaire, de la scarlatine miliaire, de la pétéchiale miliaire; enfin, de la miliaire compliquée de fièvre intermittente ou rémittente.

§. 29.

Péripneumonie catarrhale miliaire.

Les affections catarrhales sont, pour ainsi dire, endémiques dans la plupart des contrées de ce département, et surtout dans celles qui avoisinent le Rhin. Aussi, à Strasbourg, avons-nous souvent observé la miliaire compliquée d'affection catarrhale du poumon; alors aux symptômes propres à la miliaire se joignent ceux qui dépendent de l'affection catarrhale.

Dans le commencement, toux sèche et fréquente; point de côté, ordinairement violent; urine d'abord décolorée; pouls plein, dur, fréquent, si le malade est pléthorique, et si les autres signes inflammatoires sont prononcés.

Bientôt le malade commence à expectorer, d'abord avec difficulté, des matières muqueuses très-épaisses, jaunes-verdâtres ou brunâtres, et souvent mêlées de stries de sang; peu à peu l'expectoration devient plus facile, mais tellement copieuse et puriforme, qu'on a soupçonné plus d'une fois de pareils malades d'être atteints de pulmonie. Cependant ces malades éprouvent aussi des douleurs erratiques dans les membres, et une grande démangeaison sous la peau; des sueurs abondantes et fétides coulent de toute la surface de leur corps. L'éruption miliaire paraît : les urines deviennent rouges, épaisses, et déposent un sédiment briqueté copieux : en même

temps les angoisses, l'oppression de poitrine et le point de côté s'apaisent ;
l'expectoration diminue, et tout annonce une guérison prochaine, qui, en
général, s'opère beaucoup plus facilement et plus vite que les symptômes
graves, par lesquels la maladie débute ordinairement, ne permettaient de
l'espérer.

§. 3o.

Lorsque, dans la miliaire compliquée d'affection catarrhale, la fièvre est Traitement.
inflammatoire, la pneumonie très-prononcée, et le point de côté très-violent
dans le commencement, comme nous l'avons vu arriver pendant le froid sec
et au printemps, il faut commencer le traitement par une saignée au bras,
surtout chez les malades pléthoriques ; si le point de côté et les symptômes
de fausse pleurésie n'ont pas suffisamment diminué par ce moyen, on
appliquera six à huit sangsues sur le point douloureux, et, immédiatement
après, un large vésicatoire camphré.

Nous croyons superflu d'avertir qu'il faut ici, comme partout, avoir égard
à l'état des premières voies, et agir suivant les indications et d'après les
préceptes donnés au §. 23.

Si la peau est trop sèche, crispée, chaude, on lavera le malade avec une
décoction émolliente, avec l'oxycrat tiède ; on le frottera autour de la poitrine avec de l'onguent napolitain camphré, et on lui fera prendre à l'intérieur une infusion ou une décoction d'espèces pectorales ; on peut aussi
lui prescrire des potions rendues incisives par l'addition de la scille ou du
kermès minéral à petite dose, etc. On ne doit administrer ce dernier, ainsi
que toutes les autres préparations antimoniales, qu'avec la plus grande circonspection, parce qu'elles provoquent facilement le vomissement ou des
selles trop fréquentes. Nous avons toujours donné la préférence aux sirops
béchiques, aiguisés de l'esprit de sel ammoniaque anisé ; nous avons aussi
souvent associé dans les mêmes vues et avec avantage l'opium, l'ipécacuanha
et le calomel pris en très-petites doses souvent répétées. (Voy. F. n.° 12.)
Dès que les sueurs et l'éruption miliaire paraissent, et que le malade expec-
tore bien, on peut en général le regarder comme sauvé ; il n'y a plus
qu'à entretenir les forces, et débarrasser les poumons, soit en promenant
les vésicatoires autour de la poitrine, soit en continuant les remèdes béchiques. Nous avons très-souvent obtenu les meilleurs effets d'une décoction
concentrée de lichen d'Islande, rendue plus stimulante par l'addition des
racines d'angélique, de *polygala senega,* et à laquelle nous ajoutions encore
l'esprit de sel ammoniaque anisé. (Voy. F. n.° 13.)

Vers la fin de la maladie, et surtout si le malade a été trop affaibli, on joint à l'usage du lichen celui du quinquina (voy. F. n.ᵒˢ 14 et 15), des gelées animales, et autres restaurans.

Si le malade, ayant cessé de suer, est encore tourmenté par la toux, on lui ordonnera des calmans avec de l'opium, le lait de vache, de chèvre ou d'ânesse, suivant la saison et les circonstances, et surtout des promenades à l'air libre, pourvu que le temps soit chaud et serein.

La miliaire avec affection catarrhale, négligée ou maltraitée dans le principe, peut dégénérer en phthisie pituiteuse, ou occasioner quelque autre maladie organique des poumons.

§. 31.

Scarlatine miliaire.

Quoique nous n'ayons rencontré cette complication dans aucune des communes rurales où jusqu'à présent a régné l'épidémie, nous croyons néanmoins devoir en faire ici mention, parce que nous avons eu de fréquentes occasions de l'observer à Strasbourg.

La scarlatine miliaire s'est en effet montrée dans cette ville sous toutes les formes que peut prendre une fièvre éruptive : tantôt c'était une affection si légère qu'elle exigeait à peine que ceux qui en étaient atteints gardassent le lit ; tantôt, au contraire, c'était une maladie très-grave, qui, chez les uns, se présentait avec tous les caractères de la diathèse inflammatoire la plus marquée, tandis que chez les autres (ce qui a pourtant été très-rare) elle présentait tous les signes d'une fièvre nerveuse ; quelquefois des symptômes d'embarras gastrique, ou ceux d'une fièvre intermittente ou rémittente, se manifestaient en même temps ; assez souvent les signes qui caractérisent la diathèse putride succédaient à ceux de la diathèse inflammatoire, ou se joignaient à ceux de la fièvre nerveuse, et dans l'un et l'autre cas ajoutaient encore à la gravité de la maladie.

Pour se faire une juste idée de la complication de la miliaire avec la scarlatine, il suffit de rapprocher les symptômes qui caractérisent l'une et l'autre affection : ceux de la miliaire simple ont déjà été amplement exposés ; d'un autre côté, les symptômes caractéristiques de la scarlatine sont si connus que nous nous bornerons à les rappeler en peu de mots.

La scarlatine se communique par le contact médiat ou immédiat. Au début de la fièvre, rougeur et douleur de la gorge ; difficulté de la déglutition ; bientôt des taches irrégulières, d'un rouge écarlate, à peine élevées au-dessus du niveau de la peau, disparaissant par la pression, accompagnées d'un sentiment de chaleur et de prurit, se montrent d'abord à la face, puis au cou, descendent ainsi progressivement jusqu'aux membres inférieurs, prennent peu à peu une teinte plus foncée, disparaissent dans l'ordre de leur éruption, et se terminent enfin par desquamation.

Les seules particularités que nous ayons observées dans la complication de la miliaire avec la scarlatine, sont les suivantes : l'éruption scarlatine a toujours précédé l'éruption miliaire de deux à trois jours ; l'oppression de poitrine, symptôme, pour ainsi dire, étranger à la scarlatine, mais caractéristique de la miliaire, a été très-marquée ; les sueurs, qui manquent ordinairement pendant tout le cours de la scarlatine simple, ont de même été constamment très-abondantes.

§. 52.

Lorsqu'au début de la maladie la peau était sèche avec chaleur âcre et brûlante, nous ne manquions jamais de recourir aux aspersions ou aux lotions d'eau froide, et nous avons constamment obtenu de l'emploi de ce moyen les plus heureux résultats.

Jamais, ni dans la convalescence de la miliaire simple, ni dans celle de la scarlatine simple, ni dans la convalescence d'aucune maladie éruptive, nous n'avons vu d'aussi fâcheuses suites de l'imprudence des malades qui, au mépris de nos conseils, s'exposaient à l'air froid ou à l'humidité ; la plupart devenaient infiltrés, et souvent d'une manière subite. Nous nous proposons de traiter plus bas de cette infiltration.

Pour compléter le tableau de la scarlatine miliaire, nous rapportons en note une observation, que nous choisissons de préférence à toute autre, non-seulement parce que nous avons donné des soins en commun au malade qui en fait le sujet, mais surtout à raison de la gravité de la maladie, des divers aspects sous lesquels elle s'est successivement présentée, et du succès inespéré des méthodes curatives employées pour la combattre.[1]

---

1. Un jeune homme de vingt-deux ans, bien constitué, après quelques jours d'indisposition marquée par la perte d'appétit et un abattement général, frisonne, et se sent saisi d'angoisses inexprimables : la respiration est difficile, et la déglutition gênée ; douleurs erratiques dans les membres, et excessive prostration ; le pouls est dur, mais lent ; la peau sèche et brûlante ; la langue tremblante, rouge et sèche ; rien ne peut étancher la soif. Après une nuit passée dans le délire et des agitations continuelles, le malade se plaint d'une forte constriction et d'une vive douleur dans l'intérieur de la gorge, dont les parties sont enflammées ; il a une toux sèche et fréquente ; son haleine est chaude, ses narines sèches et comme bouchées. Le cou, légèrement tuméfié, se colore peu à peu d'un rouge éclatant ; cette rougeur parcourt successivement, mais assez rapidement, tout le corps, de haut en bas, de sorte qu'au bout de trois jours toute la peau devient d'un rouge écarlate.

Dès que la maladie eut cessé d'être équivoque, on lava le malade à l'eau froide ; les lotions

§. 33.

Il n'est pas rare que la fièvre miliaire se complique avec la fièvre pétéchiale (*typhus petechialis*, typhus contagieux, fièvre des prisons, des hôpitaux, etc.) : cette complication s'est offerte sur quelques-uns des malades qui apportèrent cette maladie des prisons de Sélestat à Rosheim ; nous avons eu aussi plusieurs occasions de la rencontrer à Strasbourg. Dans tous

froides furent répétées toutes les deux heures, et diminuèrent chaque fois momentanément l'intensité des symptômes : le calomel, donné à très-haute dose pendant trente-six heures, ne produit ni salivation ni diarrhée.

Bientôt d'innombrables petites vésicules blanches, d'une parfaite transparence, s'élèvent sur ce fond rouge, et donnent à la peau un aspect tout particulier ; cependant l'inflammation de la gorge fait des progrès rapides, et elle est tellement intense que le malade ne peut déjà plus ni parler ni avaler, et qu'il faut lui injecter, à l'aide d'une sonde de gomme élastique, les bouillons et les remèdes. Le spasme, la chaleur mordicante, la sécheresse de la peau et la fièvre, continuent ; mais tous les jours, vers midi, on remarque une légère exacerbation dans les symptômes, laquelle dure de deux à trois heures : vers minuit, nouvelle exacerbation, beaucoup plus intense, ou plutôt véritable paroxisme, qui rappelle ceux des fièvres intermittentes, en sorte que la maladie se montre sous le type d'une rémittente quotidienne double.

On continue les lotions froides, qu'on répète aussi souvent que l'aridité de la peau, la chaleur mordicante, le délire, etc., semblent l'exiger.

Au quatrième jour, diminution de la chaleur, détente incomplète, et un peu de moiteur de la peau ; amélioration et calme momentané.

Nous donnons la décoction de quinquina ; le malade la vomit : nous essayons le quinquina en substance à la dose d'un demi-gros, de deux en deux heures, et il le supporte bien.

Pendant les frissons, au commencement du paroxisme fébrile, le malade éprouve des angoisses inexprimables ; il est prêt à suffoquer ; sa faiblesse est extrême ; il rend des urines pâles et très-limpides (*sinapismes et vésicatoires*). Cet état dure environ deux heures ; puis les chaleurs reviennent, le délire augmente ; les maux de tête sont tellement violens que le malade paraît comme frénétique. Il reprend tout-à-coup des forces, pour ainsi dire, surnaturelles ; ses yeux, rouges, comme dans l'ophtalmie, sont fixes et étincelans : mais souvent il lance des regards menaçans sur les assistans et sur ses amis, qu'il ne connaît plus ; toute sa physionomie a quelque chose de féroce. Sans cesse il s'agite et se débat dans son lit ; souvent il se lève brusquement et fait des efforts pour s'évader : deux personnes suffisent à peine pour le retenir. Il frappe, il veut déchirer, mordre et étrangler ses gardes ; il essaie de cracher au visage tout ce qu'on lui introduit dans la bouche. Cet accès se prolonge chaque fois jusque vers trois à quatre heures du matin. Pendant cette réaction excessive des forces vitales, avec chaleur abnormale, toujours lotions avec de l'eau froide, rendues plus énergiques par l'addition de l'acide muriatique oxygéné.

Exténué de tant de fatigues, le malade tombe dans un état léthargique, qui dure environ quatre heures : alors il a les yeux à demi fermés, la pupille tournée en haut ; la bouche entre-ouverte ; la respiration stertoreuse avec râle ; le pouls lent, très-faible et intermittent ; des soubresauts des tendons, et des mouvemens convulsifs. On l'éveille de temps en temps, pour lui faire prendre, soit un peu de vin généreux pur, soit la décoction de quinquina, avec l'extrait de quinquina, la serpentaire et la liqueur de Hoffmann, ou du musc avec le camphre, etc.

ces cas l'appareil symptomatique n'a jamais été ni aussi tumultueux, ni aussi effrayant que celui dont nous venons de tracer le tableau dans l'observation d'une scarlatine miliaire insérée dans la dernière note ; cependant la pétéchiale miliaire est de toutes les complications la plus redoutable.

Il est à remarquer que, lorsque la maladie pétéchiale et la miliaire se sont trouvées exister simultanément, c'est le plus souvent le typhus pétéchial que nous avons vu se développer le premier ; et la miliaire ne survenait

---

Pendant cet état d'affaissement, le malade lâche involontairement des selles noirâtres, fluides et d'une fétidité insupportable ; le peu d'urine qu'on a pu recueillir alors, était d'un rouge foncé, et déposait un sédiment briqueté, très-copieux. Le malade, revenu enfin de son assoupissement, est excessivement faible, mais calme ; il reconnaît les personnes qui l'entourent, et fait de vains efforts pour leur parler ; sa langue est aride, enduite d'une croûte noirâtre et comme vernissée ; beaucoup d'aphtes se montrent dans l'intérieur de la bouche, et des escarres gangréneuses vers le détroit du gosier ; tous les membres du malade tremblent, et retombent, lorsque, après les avoir soulevés, on les abandonne à leur propre poids.

Dans cette série de symptômes, nous remarquions chaque jour que ceux qui appartiennent à la réaction des forces vitales diminuaient progressivement, tandis que les symptômes dépendant de l'épuisement de ces mêmes forces, ou qui caractérisent la diathèse putride, devenaient tous les jours plus graves et plus alarmans.

C'est ainsi que ce malheureux jeune homme flotta pendant près de dix jours entre la vie et la mort ; la couleur de la peau s'était changée en un rouge foncé ; les yeux étaient ternes et chassieux ; le visage enduit d'une matière épaisse et visqueuse : en un mot, tout semblait désespéré.

Cependant, vers la fin du neuvième jour, après une lotion froide faite pendant le paroxisme, on s'aperçoit que le pouls commence à se relever insensiblement ; la peau s'humecte ; bientôt des sueurs universelles et abondantes coulent sans interruption durant environ trente heures ; les forces du malade se raniment ; sa physionomie est assez sereine ; il jouit de ses facultés intellectuelles, et commence à avaler sans le secours de la sonde élastique, mais avec difficulté. Nous supprimons le camphre, le musc, et continuons la décoction de quinquina, le vin généreux, avec les bouillons concentrés et la gelée animale.

Mais ce malade devait être en proie à de nouvelles douleurs, et courir de nouveaux dangers. Les sinapismes et les emplâtres vésicatoires, qui, lors de leur application, n'avaient produit presque aucun effet, déterminent maintenant de larges vessies : quelques-unes de ces vessies avaient commencé à se lever pendant la dernière lotion avec l'eau froide. En même temps, les parties qui avaient été habituellement salies par les excrémens, ainsi que celles qui avaient été violemment contuses par le malade lui-même dans ses accès de fureur, s'enflamment, s'ulcèrent et se gangrènent : au bout de vingt-quatre heures, tout le corps ne présente, pour ainsi dire, qu'une large plaie suppurante. Le malade, échappé au danger de l'affection primitive, accablé par les douleurs, l'insomnie, et par cette abondante suppuration, est menacé une seconde fois de succomber. On panse les plaies avec des linges trempés dans l'esprit-de-vin ; quelques bains tièdes entiers calment les douleurs et l'irritation excessive ; à l'intérieur, vin de quinquina avec des aromates, des amers et de l'opium. Enfin, le malade eut le bonheur de guérir ; mais ses forces, épuisées par une maladie si orageuse et si grave, ne revinrent que lentement, et il ne fut complètement rétabli qu'au bout de six semaines à dater du premier jour de la convalescence.

que vers son déclin, c'est-à-dire, au huitième, neuvième, dixième jour, ou même plus tard. Alors les symptômes de la prostration des forces propres au typhus pétéchial, tels que l'hébètement, la léthargie, la cécité, la surdité, etc., perdaient pour le moment de leur intensité, et plus d'une fois nous avons été frappés d'un changement en mieux à l'époque où les sueurs et l'éruption miliaire se manifestaient; les malades paraissaient, pour ainsi dire, se réveiller, reprendre des forces; leur pouls se relevait; ils jouissaient de leurs facultés intellectuelles, etc. : mais ce mieux-être n'était ordinairement que de peu de durée, et les malades, épuisés déjà par la première affection, n'avaient que bien rarement les forces nécessaires pour résister à la seconde.

Si, comme il arrive trop souvent, les signes propres à la diathèse putride se développaient en même temps, les malades étaient presque toujours perdus sans ressource.

§. 34.

Traitement.　　La pétéchiale miliaire se montre, dans le plus grand nombre des cas, sous la forme de fièvre nerveuse putride, et présente, par conséquent, les mêmes indications et exige les mêmes moyens curatifs que la miliaire nerveuse putride sans complication; nous croyons donc devoir ici nous borner à renvoyer le lecteur aux §§. 25 et 27. Si, comme nous l'avons vu arriver, quoique rarement, la miliaire pétéchiale débutait avec des symptômes inflammatoires, il conviendrait de lui appliquer la méthode antiphlogistique.

Nous devons même observer que nous avons rencontré quelquefois la pétéchiale miliaire avec des symptômes si peu graves que les malades n'avaient besoin d'aucun médicament, et que quelques-uns même ne gardaient pas le lit.

§. 35.

Miliaire avec fièvre intermittente ou rémittente.　　La complication de la maladie miliaire avec les fièvres intermittentes ou rémittentes, s'est offerte assez fréquemment à notre observation dans la ville de Strasbourg. Cette complication peut devenir dangereuse en ce qu'au commencement du paroxisme les frissons favorisent singulièrement la rentrée de l'exanthème miliaire, et qu'ils suppriment les sueurs : alors les anxiétés deviennent extrêmes; les membres se refroidissent, et, si on ne se hâte de couper la fièvre intermittente, les malades risquent d'être frappés de spasme pulmonaire (effet trop ordinaire de la rentrée de l'exanthème), et même de périr dans un des premiers accès.

Si la fièvre intermittente ou rémittente, qui complique la miliaire, tend à devenir subintrante, alors le danger est plus grand encore; car la maladie prend ordinairement en même temps le caractère de nerveuse putride.

§. 36.

Dans ces cas il faut, sans balancer, prescrire de bon quinquina, le faire prendre à haute dose, et l'associer, suivant les indications, aux divers remèdes que peut exiger la miliaire. (Voy. F. n.ºs 16, 17 et 18.)   Traitement

Remarquons encore que dans cette complication l'embarras gastrique, si fréquent dans les fièvres d'accès, peut présenter lui-même une indication qu'il faut se hâter de remplir afin de rendre plus efficace l'action du quinquina.

CINQUIÈME SECTION.

Anomalies et accidens de la miliaire.

§. 37.

Sous ce titre nous parlerons de la miliaire masquée, de la miliaire rentrée, de l'infiltration, et des engorgemens glanduleux à la suite de la miliaire.

Il ne faut jamais perdre de vue que dans son début la maladie miliaire   Miliaire masquée. se masque quelquefois, et s'annonce par des symptômes propres à diverses autres affections : c'est ainsi que nous l'avons vue se déguiser sous la forme de douleurs erratiques, semblables aux douleurs rhumatismales, sous celle d'un asthme ou d'une goutte remontée; d'autres fois elle prend la forme de paralysie d'un ou de plusieurs membres, ou bien encore d'une affection purement spasmodique; nous l'avons vue encore débuter par des symptômes qui auraient pu faire soupçonner une hydropisie de poitrine commençante, etc. Tous ces symptômes sont, au bout de quelques jours, suivis de ceux qui caractérisent la miliaire; les sueurs et l'éruption se déclarent, et l'état du malade cesse d'être équivoque.

§. 38.

Toutefois le médecin ne restera pas inactif : si pendant la durée de ces   Traitement. symptômes il a le moindre soupçon que le malade est atteint de la miliaire, il doit dès-lors lui ordonner de garder le lit, lui administrer des diaphorétiques plus ou moins actifs, et le faire frotter ou laver avec du vin chaud.

6

S'il le juge nécessaire, il ordonnera même des frictions avec un onguent âcre (voy. F. n.ºs 19, 20), l'application des sinapismes ou des vésicatoires, etc.

Quand bien même le médecin se serait mépris sur la nature de la maladie, il n'y aurait à cela aucun inconvénient pour le malade, puisque les diaphorétiques, les rubéfians et les vésicatoires, que nous venons de recommander, ne sont contre-indiqués par aucun des symptômes sous lesquels nous avons dit que la miliaire aimait à se déguiser.

§. 39.

Miliaire rentrée.

L'exanthème miliaire disparaît quelquefois d'une manière presque soudaine : cette disparition peut dépendre de causes internes, telles que le vomissement, le cours de ventre, une indigestion, une émotion vive de l'ame; elle peut aussi être produite par des causes externes, telles que le contact d'un air vif, froid, humide; des lotions froides faites à contre-temps, comme nous l'avons déjà remarqué plusieurs fois.

Quelle que soit la cause de la rentrée ou de la répercussion de l'exanthème miliaire, cet événement est toujours très à craindre ; car, si on ne parvient pas à rappeler l'éruption, le malade est presque toujours perdu: la mort survient d'ordinaire peu d'heures après cet accident; ou bien le malade périt par suite de métastase, après avoir langui plus ou moins longtemps.

§. 40.

Traitement.

Pour rappeler l'éruption nous avons toujours employé simultanément les médicamens internes et externes. Nous avons obtenu des effets salutaires de l'alcali volatil dans des véhicules appropriés, de l'infusion de la racine de serpentaire, à laquelle nous joignions la liqueur de Hoffmann ; de la dissolution du camphre dans l'éther : nous avons aussi fait usage du camphre uni à l'opium et à l'ipécacuanha en très-petite dose. (Voy. F. n.ºs 8, 9 et 10.)

Pour boisson nous ordonnions une infusion théiforme tiède avec un peu de bon vin, et de temps en temps un demi-verre de punch. Enfin, nous avons surtout eu grand soin, tantôt de faire laver et frotter le malade par tout le corps avec du vin aromatique, animé avec la moutarde amère ; tantôt de faire des frictions avec un onguent épispastique (voy. F. n.ºs 19, 20), et d'appliquer des sinapismes et des vésicatoires. La saignée peut, mais seulement chez les sujets très-forts et très-pléthoriques, être ici d'une grande utilité.

Il y a lieu de présumer que le bain de vapeurs stimulantes, qui nous a rendu des services très-marqués dans les cas d'infiltration survenue à la suite de la scarlatine miliaire, pourrait être très-avantageux dans les cas de l'éruption miliaire rentrée. (Voy. F. art. *Bains de vapeurs.*)

§. 41.

Nous avons déjà dit que l'infiltration survenait quelquefois pendant la convalescence de la scarlatine miliaire ; nous devons ajouter ici que nous ne l'avons jamais observée à la suite de la miliaire simple, même grave. Nous en concluons que cet accident doit être attribué à la scarlatine, et non à la miliaire : cependant nous croyons devoir en dire ici deux mots, parce que nous avons eu d'assez fréquentes occasions de l'observer et de le traiter avec succès.

Quoique l'infiltration survienne particulièrement lorsque les convalescens s'exposent trop tôt à l'action de l'air, surtout à l'action de l'air froid et humide, néanmoins cet accident peut, comme nous l'avons vu, se manifester aussi quelquefois sans que les convalescens aient commis aucune imprudence.

L'infiltration s'annonce d'abord par l'abattement et l'apathie du sujet ; l'appétit se perd ; inquiétudes ; gêne dans la respiration ; soupirs fréquens ; retour de maux de gorge sans aucun signe d'inflammation ; en même temps la soif est plus forte ; les urines deviennent troubles, de couleur laiteuse tirant sur le jaune : bientôt le malade ne rend qu'avec difficulté et en petite quantité un fluide urinaire brunâtre, et quelquefois cette sécrétion manque tout-à-fait, sans que le malade se plaigne de douleurs, ni dans les reins, ni dans la vessie ; le visage est blême et bouffi ; les extrémités inférieures et les parties externes de la génération s'œdématient énormément : en peu de temps la leucophlegmatie gagne tout le corps, et le malade périt, à moins que le médecin n'arrive à temps et ne l'arrache à la mort ; souvent même cet accident élude tous les efforts de l'art.

§. 42.

Cet état est surtout marqué par une extrême faiblesse ; la sensibilité est tellement émoussée que les remèdes les plus actifs, soit internes, soit externes, font à peine impression sur le malade.

Aussitôt que le convalescent commence à enfler, il faut lui faire garder le lit ; le frotter avec une flanelle imprégnée de vapeurs aromatiques ; le laver avec du vin aromatique chaud, aiguisé avec la farine de moutarde amère, ou bien du sel ammoniaque, etc.; l'exposer à des bains de vapeurs stimulantes (voy. F. art. *Bains de vap.*). On lui appliquera des vésicatoires camphrés au gras des jambes; on lui fera aussi des frictions autour de la poitrine avec un onguent âcre. (Voy. F. n.° 19.)

A l'intérieur on lui donnera de doux laxatifs, en cas de constipation ; mais toujours les diurétiques les plus actifs, tels que l'infusion ou le rob de baies de genièvre, le rob de sureau, la teinture de digitale pourprée, et même la teinture de cantharides, etc. On associera à ces moyens les toniques les plus énergiques, tels que le quinquina, les amers, le vin généreux, le camphre dissous dans l'éther, etc., auxquels on ajoutera de l'opium dans les cas d'irritation des voies urinaires.

En été, ces infiltrations sont moins fréquentes et moins difficiles à guérir : il suffit même quelquefois, pour y parvenir, de tenir le malade un peu couvert; de lui faire prendre quelques bains de vapeurs, et de lui administrer à l'intérieur quelque sel ou quelque infusion diurétique.

On nourrira le malade avec des substances de facile digestion, données en petite quantité, et rendues médicamenteuses par des épices, le sel, la moutarde, le raifort, etc.

§. 43.

Lorsqu'il survient aux convalescens de la miliaire des bubons ou des parotides, qui, au lieu de s'abscéder ou de se résoudre lentement, persistent ou disparaissent trop promptement, le péril n'est pas moins grand que dans le cas d'infiltration considérable. La mort suit surtout de très-près la délitescence : pour détourner une terminaison si fatale, le médecin doit, en général, employer les moyens que nous venons de recommander contre l'infiltration, et couvrir, en outre, d'emplâtres ou de cataplasmes stimulans, ou même de sinapismes, les glandes engorgées.[1]

Engorgement glanduleux.

---

1. Un batelier âgé de cinquante-cinq ans est attaqué de la miliaire vers la fin de Décembre dernier. Le septième jour, il se lève et se refroidit : dès-lors, suppression brusque des sueurs et de l'éruption; flux dyssentérique; douleurs de reins très-aiguës avec urine sédimenteuse; bientôt engorgement des glandes lymphatiques. Au bout de trois jours, les inguinales, les axillaires, les cervicales, les maxillaires, ainsi que les glandes parotides, sont très-grosses et très-dures, mais indolentes. Les moyens les plus énergiques, internes et externes, sont vainement employés, soit pour rappeler les sueurs et l'éruption, soit pour résoudre ou faire suppurer les glandes, soit pour calmer les douleurs de reins. Les glandes restent tuméfiées et indolentes, les douleurs de reins persistent; le flux dyssentérique s'arrête. Après six semaines

SIXIÈME SECTION.

Moyens de prévenir ou d'arrêter la contagion.

§. 44.

Dans la fièvre miliaire, comme dans toute fièvre contagieuse, il ne suffit pas de donner des soins aux malades, il faut aussi s'occuper de prévenir ou d'arrêter la propagation de la maladie : mais, le médecin n'ayant en son pouvoir que des moyens de persuasion, c'est par l'autorité des magistrats que peuvent être exécutées les mesures énergiques qu'il convient de prendre dans de telles occurrences.

Dès qu'une maladie contagieuse aiguë se déclare dans une commune, le devoir du médecin serait de prévenir l'Administration, sans même attendre que cette maladie menaçât déjà de devenir épidémique.

§. 45.

La mesure la plus efficace, dans ce cas, serait l'isolement des malades. Ceux-ci devraient être sur-le-champ réunis, soit dans une maison particulière, séparée même, autant que possible, des autres habitations ; soit dans une ou plusieurs salles d'un hôpital, également séparées, s'il était possible, du reste de l'établissement. En même temps il faudrait interdire tout accès auprès des malades aux personnes qui ne seraient pas spécialement chargées de leur donner des soins.

Il est plus facile encore de prendre de semblables mesures lorsqu'une fièvre contagieuse commence à se manifester dans un hôpital, dans un hospice, dans une maison de détention, etc. Que tous les individus qui s'y trouvent atteints de la maladie, soient réunis dans une ou plusieurs salles séparées ; que la plus exacte surveillance prévienne toute communication avec l'extérieur : et l'on peut être assuré que la maladie ne franchira pas l'enceinte dans laquelle elle aura été renfermée, et qu'elle ne tardera pas à s'y éteindre.

---

de souffrances, le malade succombe enfin. Il avait éprouvé, durant ses derniers jours, de fréquentes lipothymies.

Il est à remarquer que cet homme, qui était grand buveur, eut, pendant toute la durée de la maladie, une répugnance insurmontable pour le vin et les liqueurs spiritueuses. On n'a pas permis l'ouverture du corps.

Dans presque tous nos hôpitaux se trouvent des salles consacrées au traitement de certaines maladies contagieuses chroniques. Pourquoi les maladies contagieuses aiguës, dont la communication est, tout à la fois, et bien plus facile , et bien plus funeste, n'y seraient-elles pas, de même, constamment réunies dans des salles qui leur seraient spécialement destinées?

L'utilité des dispositions qui ont pour but l'isolement des fièvres contagieuses , est devenue plus frappante encore depuis que nous avons vu, dans ces derniers temps , les fièvres contagieuses les plus meurtrières, apportées par des prisonniers de guerre, se répandre dans plusieurs départemens , et y causer des ravages effrayans.

Lorsque, dans un village, ou dans une commune, le nombre des personnes atteintes d'une fièvre contagieuse est trop considérable pour que les mesures, que nous venons de proposer puissent être exécutées, il ne reste plus d'autre parti à prendre que de se conduire, à l'égard de ce village ou de cette commune, comme on le ferait à l'égard d'une maison ou d'un hôpital dans lequel on serait parvenu à réunir, dès le principe de l'épidémie, toutes les personnes qui en auraient été attaquées : c'est-à-dire, qu'il convient d'en interdire l'entrée à tous les étrangers, et la sortie à tous les habitans ; en un mot, d'isoler le village ou la commune, pendant toute la durée de l'épidémie.

Les précautions les plus sages qu'on aura pu prendre pour séquestrer les malades, seront sans effet, si l'on vient à permettre à quelques-uns d'entre eux de rentrer dans la société avant de s'être bien assuré qu'ils sont parfaitement rétablis, et qu'ils ne peuvent plus communiquer la maladie. N'a-t-on pas tous les jours lieu de s'étonner lorsqu'on rencontre dans des lieux publics, par exemple, dans les églises, dans les écoles , etc., des individus à peine convalescens d'une maladie contagieuse, et qui portent encore les traces récentes de cette maladie ? Cependant on ne peut se dissimuler que ces personnes peuvent être considérées comme autant de foyers ambulans de la contagion.

Nous croyons en outre pouvoir ajouter ici qu'il nous paraît convenable de procéder, plus tôt qu'on n'a coutume de le faire , à l'ensevelissement et à l'inhumation de ceux qui sont morts d'une fièvre contagieuse , en prenant toutefois les précautions que dicte la prudence pour constater la réalité du décès. Il est d'usage, surtout dans les campagnes, que les proches et les amis du défunt se rassemblent dans la chambre même où il vient de mourir, sans qu'on ait pris d'ailleurs aucune précaution pour sanifier cette pièce : or, cet usage est très-pernicieux dans les cas de fièvre contagieuse ; il devrait donc être sévèrement proscrit.

§. 46.

Un second genre de moyens propres à éteindre la contagion, comprend ceux qui possèdent la vertu de détruire le principe contagieux par des procédés chimiques. Les fumigations d'acide muriatique oxygéné, exécutées suivant le procédé de Guyton-Morveau, tiennent incontestablement le premier rang parmi toutes les méthodes de désinfection qui ont été imaginées jusqu'ici. Nous donnons dans le Formulaire la description des appareils les plus simples appropriés à cet usage.

Moyens de dés-infection.

L'appartement du malade, son lit, ses vêtemens, et en général tous les effets dont il a fait usage, sont susceptibles de recevoir et de conserver pendant un certain temps la matière contagieuse ; les tissus de laine et de coton s'en imprègnent surtout avec une grande facilité. Tous ces objets seront donc soigneusement lavés, et ensuite désinfectés au moyen de fumigations. Ceux de ces objets qui sont de très-peu de valeur, doivent être brûlés.

Les animaux domestiques, surtout ceux qui ont de longs poils, pouvant aussi transporter le principe contagieux, devraient toujours être tenus éloignés de la chambre du malade.

On doit également faire usage des fumigations, soit que le malade ait survécu, soit qu'il ait succombé à la maladie. [1]

---

1. On sait (dit le professeur Pinel, en parlant des avantages inappréciables des fumigations) que ce célèbre chimiste (Guyton-Morveau), chargé, en 1773, par le Gouvernement de purifier la cathédrale de Dijon, alors tellement infectée par des exhumations de cadavres qu'on avait été obligé de l'abandonner, employa avec succès les fumigations d'acide muriatique. M. Desgenettes dit, dans une lettre adressée au secrétaire général de la classe des sciences physiques de l'institut : « Les maisons d'arrêt militaires de cette capitale fournissent régulière- « ment à l'hôpital militaire des fièvres adynamiques, qui non-seulement s'aggravent dans nos « salles, mais se propagent très-fréquemment aux lits voisins et aux infirmeries. Il est constant « que, depuis un an qu'on fait des fumigations avec le gaz acide muriatique oxygéné dans les « salles, ces sortes de communications n'ont point lieu. »

En 1804, sur vingt-huit prisonniers, dix-huit furent attaqués, dans les prisons de Coutances, dans la même semaine ; quelques-uns avec une telle violence, que les médecins jugèrent le mal supérieur aux ressources de l'art. La même maladie s'était manifestée dans des maisons voisines de la prison. Quelques personnes, guidées par le préjugé populaire, avaient conseillé de purifier l'air par la vapeur du vinaigre, par l'odeur des baies de genièvre brûlées ; on suivait leurs conseils, et la maladie ne perdait rien de son intensité. M. Costaz, Préfet du département de la Manche, se transporta à Coutances, ordonna la suppression des fumigations de genièvre et de vinaigre ; il fit exécuter en sa présence, dans chaque chambre, le procédé guytonien, et donna ordre de répéter cette opération tous les jours, le matin et le soir. Ces précautions ont arrêté le mal, comme par enchantement.

Dans les mêmes prisons de Dijon, où avait été faite, en 1773, la seconde épreuve authen-

On pense généralement que l'air atmosphérique en grande masse jouit aussi, mais à un moindre degré, de la propriété de neutraliser les principes contagieux : il ne peut donc qu'être très-avantageux dans les fièvres contagieuses de renouveler fréquemment l'air de l'appartement qu'habite le malade, en y entretenant un léger courant d'air au moyen d'un feu de cheminée, si cela est praticable, et en entr'ouvrant successivement les portes et les fenêtres.

Ces deux derniers moyens, les fumigations et la ventilation de l'appartement, ne sont pas seulement utiles pour préserver de la contagion les personnes qui approchent les malades ; ils contribuent encore à la guérison de ceux-ci, en rendant plus salubre l'atmosphère dans laquelle ils respirent.

§. 47.

Précautions à prendre par ceux qui approchent le malade.

Quant aux personnes qui approchent les malades, ou qui leur donnent des soins habituels, voici les précautions qu'elles doivent prendre pour se préserver de la contagion.

Les médecins et les ministres de la religion, étant dans l'obligation de visiter souvent les personnes affectées de fièvres contagieuses, ne doivent pas seulement prendre des précautions pour se préserver eux-mêmes de la contagion, mais encore pour ne pas la transporter dans d'autres familles. Ils auront soin de ne jamais visiter les malades à jeun ; de ne séjourner auprès d'eux et de ne les toucher qu'autant que l'exigera leur ministère : ils se muniront de quelques substances aromatiques, qu'ils mâcheront, et d'un flacon de bon vinaigre aromatique, ou d'alcali volatil, qu'ils flaireront de temps en temps pendant la durée de leur visite. En quittant l'appartement du malade, on doit se laver les mains et le visage avec de l'eau et du vinaigre, ou mieux encore avec de l'eau à laquelle on ajoute de l'acide muriatique oxygéné. Il faut aussi avoir soin de changer souvent de linge et d'habits ; les habits que l'on vient de quitter doivent être exposés au grand air, ou même aux fumigations désinfectantes. Quant aux individus qui séjournent habituellement auprès des malades, nous observerons, en premier lieu, qu'on doit, autant que possible, choisir pour infirmiers ou pour gardes-

---

tique de ce procédé, la fièvre adynamique fut apportée, en Avril 1804, par des individus qui en étaient atteints, dont plusieurs avaient succombé avant d'y arriver. Deux concierges en avaient été victimes dans l'espace d'un mois : elle fut heureusement arrêtée par les fumigations d'acides minéraux, etc. (Voy. Nosographie philosophique, 3.ᵉ édition, t. 1.ᵉʳ, p. 168.)

malades des individus qui ont déjà été atteints de la fièvre contagieuse régnante; car il est d'observation que la plupart de ces fièvres attaquent rarement plusieurs fois le même individu. D'un autre côté, il convient que les gardes-malades soient robustes, et ne s'exténuent point par des veilles prolongées : l'expérience a prouvé que l'épuisement nous rend, toutes choses d'ailleurs égales, plus susceptibles de contracter les maladies contagieuses.

Lorsque la maladie est renfermée dans une seule enceinte, par exemple, dans un hôpital, toutes les personnes qui s'y dévouent aux soins habituels des malades, devraient y être confinées, comme les malades eux-mêmes, pendant la durée de l'épidémie; ou du moins il ne devrait leur être permis d'en sortir qu'après avoir soigneusement constaté qu'elles jouissent d'une bonne santé, et après avoir soumis tous leurs effets aux fumigations désinfectantes.

Il est sans doute inutile d'ajouter que les proches, les infirmiers, les gardes-malades, et en général tous ceux qui restent habituellement auprès des malades, soit pour les consoler, soit pour les servir, doivent, autant que les circonstances peuvent le permettre, user de toutes les précautions que nous avons conseillées plus haut, pour les médecins, les ministres de la religion, et pour tous ceux dont le devoir se borne à visiter les malades.

FORMULAIRE.

Après avoir indiqué, dans le cours de cet opuscule, les principaux remèdes dont nous avons fait usage dans le traitement de la miliaire, nous devons faire connaître les formes sous lesquelles nous les avons administrés. Mais en transcrivant ici quelques formules qui, pour la plupart, se trouvent insérées dans les pharmacopées modernes, nous n'entendons point les présenter comme méritant d'être adoptées de préférence dans tous les cas. Nous savons trop bien que les indications que présente une même maladie, varient, pour ainsi dire, dans chaque malade, et que le talent du praticien consiste principalement à modifier selon les circonstances, et à appliquer à chaque individu, les règles générales de la thérapeutique.

N.° 1.

℞. *Mercurii dulcis* . . . . *granum unum ad grana tria;*
Pulveris radicis jalappæ,
Pulveris radicis rhei . . . . *ana grana quinque.*
M. f. pulvis; dispende tales doses q. v.
S. Une poudre toutes les deux heures ou d'heure en heure.

7

N.° 2.

℞. *Mercurii dulcis* . . . . *granum unum ad grana tria ;*
Sacchari albi. . . . . *scrupulum unum.*
M. f. pulvis; dispende tales doses q. v.
S. Une poudre toutes les deux heures ou d'heure en heure.[1]

N.° 3.

℞. *Opii purissimi.* . . . . *grana duo ad grana quatuor ;*
Gummi arabici . . . . *unciam dimidiam ad unciam unam ;*
Aquæ communis. . . . . *uncias tres ;*
Syrupi communis . . . . *unciam unam.*
M. d.
S. Une cuillerée d'heure en heure ou de deux en deux heures.

N.° 4.

℞. *Unguenti neapolitani* . . . . *unciam unam.*
Divide in octo vel sedecim partes æquales. D.
S. Une friction toutes les deux ou toutes les trois heures.

N.° 5.

℞. *Salis essentialis tartari* . . . . *drachmam unam ;*
Alcali mineralis crystallisati . . . *drachmas tres ;*
Sacchari albi. . . . . *unciam dimidiam.*
M. f. pulvis ; d. ad scatul.
S. Une demi-cuillerée à café d'heure en heure.

N.° 6.

℞. *Camphoræ* . . . . *scrupulum unum ;*
Gummi arabici . . . . *unciam dimidiam ;*
Aceti vini optimi,

---

1. Si le mercure donné sous cette forme provoque le vomissement, il faut, d'après le conseil d'Autenrieth, le combiner avec quelques grains de magnésie.

Consultez sur la manière d'administrer le mercure, et sur les avantages que l'on peut retirer de ce médicament dans les maladies inflammatoires, etc., les ouvrages suivans :

Versuche für die praktische Heilkunde, von Professor J. H. F. Autenrieth; 1. B., 1. *Heft,* S. 35. *Tübingen, in der Gottaschen Buchhandlung;* 1807.

Journal der Erfindungen, Theorien und Widersprüche in der Natur und der Arzneywissenschaft; 14tes *Stück,* S. 71, *und* 15tes *Stück,* S. 33. *Gotha, bey Justus Perthes,* 1796.

Syrupi communis . . . . *ana unciam unam;*
Aquæ communis. . . . . *uncias quatuor.*
M. d.
S. Une à deux cuillerées d'heure en heure ou de deux en deux heures.

N.° 7.

℞. *Camphoræ* . . . . *scrupulum dimidium ad scrup. unum;*
Gummi arabici . . . . *unciam dimidiam ad unciam unam;*
Sacchari albi. . . . . *unciam dimidiam;*
Emulsionis amygdalarum dulcium
  ex amygdal. unc. dimid. paratæ, uncias sex.
D.
S. Une à deux cuillerées d'heure en heure ou de deux en deux heures.

N.° 8.

℞. *Camphoræ* . . . . *granum unum ad grana quinque;*
Spiritus vini rectificatissimi, q. s.
Gummi arabici,
Sacchari albissimi. . . . . *ana scrupulum dimid. ad scrup. unum.*
M. f. pulvis; dispende doses duodecim.
S. Une poudre d'heure en heure ou à de plus grands intervalles.

N.° 9.

℞. *Infusi radicis serpentariæ (vel va-*
  lerianæ), ex uncia dimidia, vel
  uncia una parati. . . . . *uncias septem;*
Syrupi communis . . . . *unciam unam.*
    Ad libitum adde
Naphthæ vitrioli . . . . *drachmam dimid. ad drachmas duas.*
M. d.
S. Une à deux cuillerées d'heure en heure ou de deux en deux heures.

N.° 10.

℞. *Salis alcali volatilis sicci.* . . . . . . *grana duo ad grana sedecim;*
Gummi arabici,
Sacchari albi. . . . . *ana drachmas duas ad unciam dimid.*
  (vel oleo-sacchari vanillæ);
Aquæ communis. . . . . *uncias quatuor.*
D.
S. Une à deux cuillerées d'heure en heure ou de deux en deux heures.

N.° 11.

℞. *Decocti corticis peruviani optimi ex*
    uncia unâ parati . . . . *uncias septem;*
    (*Ad libitum adde extractus cor-*
    ticis peruviani aquosi drachmas
    duas ad unciam dimidiam.)
    Aquæ cinnamomi spirituosæ. . . . *unciam unam*
    (*vel aquæ rabelii drachmam di-*
    midiam ad drachmam unam);
    Sacchari albi. . . . . *unciam dimidiam.*
    M. d.

S. Une à deux cuillerées d'heure en heure ou de deux en deux heures.

N.° 12.

℞. *Mercurii dulcis* . . . . *grana duodecim;*
    Opii puri . . . . *grana tria ad grana sex;*
    Radicis ipecacuanhæ . . . . *grana tria ad grana sex;*
    Sacchari albi. . . . . *unciam dimidium.*
    M. divide in duodecim partes æquales. D.

S. Une poudre toutes les deux heures ou à de plus grands intervalles.[1]

N.° 13.

℞. *Lichenis islandici.* . . . . *unciam dimidiam :*
    Coque c. aquæ communis q. s. per
    horas duas; sub finem coctionis
    infunde radicis liquiritiæ . . . . *drachmas duas.*
    (*vel radicis angelicæ unc. dimid.*)
    (*vel polygal. seneg. drachm. duas.*)
    Colaturæ. . . . . *unciarum octo*
        Adde
    Spiritus salis ammoniaci anisati . *drachmam unam ad drachmas duas.*
    M. d.

S. Deux cuillerées toutes les deux heures.

N.° 14.

℞. *Lichenis islandici* . . . . *unciam dimidiam;*
    Corticis peruviani optimi . . . . . *unciam dimidiam ad unciam unam:*

---

1. On peut quelquefois y ajouter le camphre.

Coque c. aquæ communis q. s. per
  horas duas.
Colaturæ. . . . . unciarum octo.
      Adde
Spiritus salis ammoniaci anisati . drachmam dimid. ad drachmas duas;
Sacchari albi. . . . . unciam dimidiam.
M. d.

S. Deux cuillerées toutes les deux heures.

N.º 15.

℞. *Corticis peruviani optimi . . . . . unciam dimidiam ad unciam unam:*
  Coque c. aquæ communis q. s.; sub
    finem coctionis infunde radicis
    serpentariæ . . . . drachmas duas ad drachmas sex.
Colaturæ. . . . . unciarum octo
        Adde.
Aquæ cinnamomi spirituosæ . . . unciam unam
  (vel ad libitum naphthæ vitrioli
  drachmam dimidiam ad drach-
  mas duas);
Sacchari albi . . . . unciam dimidiam.
M. d.

S. Deux cuillerées d'heure en heure ou de deux en deux heures.

N.º 16.

℞. *Resinæ corticis peruviani. . . . . . grana quinque;*
Extractus corticis peruviani aquosi
    q. s. (vel conservæ rosarum).
M. f. bolus; dispende tales doses duodecim.
S. Un bol toutes les deux ou trois heures.

N.º 17.

℞. *Corticis peruviani optimi subtilis-*
      sime pulverisati. . . . . drachmam dimid. ad drachm. unam.
Dispende tales doses duodecim.

S. Une poudre toutes les deux ou trois heures.

N.º 18.

℞. *Opii purissimi*. . . . . *grana tria ad grana quatuor ;*
Sulphuris aurati antimonialis. . . *grana viginti quatuor ad grana qua-*
                                     draginta octo ;
Pulveris aromatici . . . . *drachmas duas ;*
Pulveris florum chamomillæ,
Pulveris corticis peruviani regii. . *ana unciam dimidiam.*
M. exactissime : divide in viginti quatuor partes æquales. D.
S. Une poudre toutes les deux à trois heures.

N.º 19.

℞. *Tartari emetici,*
Camphoræ,
Unguenti epispastici . . . . *ana scrupulos duos ;*
Unguenti neapolitani. . . . . *drachmas duas ;*
Axungiæ recentis. . . . . *unciam dimidiam.*
M. d. ad ollam.

S. Toutes les trois heures une petite friction sur la région épigastrique ou
sur telle autre région.

N.º 20.

℞. *Mercurii sublimati corrosivi* . . . *scrupulum dimidium ;*
Salis ammoniaci. . . . . *drachmas duas.*
       Solve in
Aquæ destillatæ. . . . . *unciis decem.*
D.

S. Chauffer toutes les deux à trois heures quelques cuillerées de cette dissolution, et en frotter la région épigastrique ou telle autre région.

Il nous reste à dire quelques mots sur la manière d'employer, 1.º les
aspersions et lotions, 2.º les bains de vapeurs, 3.º les fumigations désinfectantes.

Aspersions.   1.º Le malade placé sur un tabouret, on verse sur toute la surface de son
Lotions.   corps, en commençant par les parties supérieures, le liquide qu'on a choisi
pour les aspersions; l'instrument le plus simple et le plus commode pour
cette opération est un arrosoir.

Pour les lotions, le malade étant assis de la même manière, on le lave par tout le corps avec une éponge ou avec un linge imbibé du liquide choisi, en commençant également par les parties supérieures.

Si le malade ne peut se tenir assis, il faut, pour l'arroser ou le laver, le coucher sur une couverture étendue par terre.

Dans tous les cas, ces aspersions et lotions doivent être faites avec rapidité, et, à mesure qu'une personne verse le liquide, une autre personne essuie les parties qui viennent d'être mouillées.

Nous avons très-rarement employé les bains dans le traitement de la fièvre miliaire; outre la difficulté qu'on éprouve à les administrer convenablement dans la plupart des maisons particulières, il nous a paru qu'ils étaient contre-indiqués par le spasme de la poitrine. [1]

2.° Prenez, par exemple, trois onces d'espèces aromatiques, une demi-livre de baies de genièvre écrasées, une once de farine de moutarde amère : mêlez et jetez le tout dans six à huit pintes d'eau bouillante. Ajoutez, si vous voulez rendre la vapeur plus active, un ou deux verres d'eau-de-vie. *Bains de vapeurs.*

Le malade assis nu sur une chaise défoncée, on l'enveloppe d'un large drap, qui, fixé autour du cou, descend jusqu'à terre; on place sous la chaise le vase contenant le liquide qui doit fournir la vapeur.

Lorsque le liquide commence à se refroidir, on le réchauffe, en y jetant quelques briques ou de gros cailloux rougis au feu.

3.° Nous ne pouvons mieux faire que de transcrire ici le passage suivant du professeur Pinel. [2] *Moyens désinfectans.*

« C'est dans la troisième édition du traité des moyens de désinfecter l'air, par M. Guyton-Morveau, qu'il faut lire tous les détails concernant un objet

---

1 Consultez, sur les avantages de l'eau sous forme de bains, d'aspersions et de lotions, les ouvrages suivans :

1.° *Medical reports on the effects of water cold and warm, as a remedy in fever and other diseases, by James Currie. Liverpool, 1798; 8.° Volume the second, 1804.*

Le premier de ces volumes est traduit en allemand par Michaelis. Leipsic, chez Weigel, 1801.
Le second, par Hegewisch. Leipsic; chez le même, 1807.

2.° L'ouvrage de Giannini, déjà cité, pag. 7.

L'un de nous (le docteur Hessert) emploie ces méthodes depuis environ dix-sept ans.

2 Nosogr. philos., 3.° édition, t. 1.er, p. 170. A Paris, chez J. A. Brosson, 1807.

d'une si haute importance. Je me bornerai à exposer les avantages réciproques des différens gaz acides, et la manière la plus convenable de les dégager.

« L'acide muriatique oxygéné doit être considéré comme le moyen de désinfection le plus efficace, et de l'application la plus facile et la plus variée. Le gaz acide muriatique, dégagé du muriate de soude par l'acide sulfurique, doit être regardé comme très-efficace, et peut être employé avec confiance, surtout lorsqu'on a de grands édifices à désinfecter. La vapeur nitrique, dégagée à froid du nitrate de potasse par l'acide sulfurique, a beaucoup d'efficacité, mais elle est moins expansible : comme la respiration en est moins affectée, elle peut être préférable dans les cas où les poumons demandent des ménagemens particuliers. Le gaz acide sulfureux, ou celui formé par la combustion du soufre, serait trop contraire à la respiration ; mais il peut être employé avec succès pour les fumigations des vêtemens et autres objets infectés. L'acide acétique et les autres acides végétaux ne sont efficaces que lorsqu'ils sont employés en lotion.

« Les procédés sont extrêmement simples. Pour dégager le gaz acide muriatique oxygéné, on prend cinq parties de muriate de soude ou sel commun, une partie d'oxide de manganèse pulvérisé et passé au tamis, et quatre parties d'acide sulfurique concentré, c'est-à-dire, à soixante-six degrés (huile de vitriol). On mêle sans trituration le sel et l'oxide de manganèse ; on met ce mélange dans un vase de verre ou de porcelaine ; on y verse, en une fois, ou successivement, l'acide sulfurique. On peut faire ce mélange à froid ou à l'aide de la chaleur ; on peut aussi affaiblir préalablement l'acide sulfurique avec un volume égal d'eau, si on veut rendre le dégagement plus lent. L'intermède de la chaleur accélère le dégagement et le rend plus complet. On peut placer cet appareil au milieu de l'appartement ou de la salle, qu'on ferme de toute part, après en avoir enlevé tout ce qui est susceptible d'oxidation ; ou bien, on le promène, et c'est dans ce cas qu'il convient de n'ajouter l'acide que successivement, ou même de l'affaiblir avec de l'eau. Veut-on dégager l'acide muriatique simple, les procédés sont les mêmes. Il n'y a de différence qu'en ce qu'on ne prend pas d'oxide de manganèse.

« Le dégagement de l'acide nitrique se fait de la manière suivante. On met dans une capsule de verre ou de poterie quatre gros (quinze grammes) d'acide sulfurique ; on y projette à froid peu à peu une égale quantité de nitrate de potasse (salpêtre raffiné) en poudre, et l'on remue de temps en temps le mélange. Il faut, s'il est nécessaire, multiplier les capsules, mais non augmenter les quantités dans le même vase.

« Les quantités des ingrédiens doivent être relatives au degré d'altération de l'air, ou autres objets infectés, et à l'étendue du local. En général, dix onces (trente décagrammes de muriate de soude), deux onces (six déca-grammes) d'oxide de manganèse, et huit onces (vingt-quatre décagrammes) d'acide sulfurique, suffisent pour une salle de 40 pieds sur 19, donnant une capacité de 10,360 pieds cubes (350 mètres cubes). Les proportions de nitre indiquées plus haut suffisent pour une chambre de 10 pieds sur chaque dimension, c'est-à-dire, de 1000 pieds cubes (35 mètres cubes). »

Des détails plus étendus sur les aspersions et lotions, les bains de vapeurs et les fumigations désinfectantes, seraient ici déplacés : toutefois nous croyons devoir, en terminant cet écrit, insister encore sur les avantages qu'on peut retirer de l'emploi de ces moyens thérapeutiques, non-seulement dans le traitement de la fièvre miliaire, mais aussi dans celui de plusieurs autres maladies fébriles. L'utilité des aspersions et lotions en particulier est aujour-d'hui bien appréciée par tous les médecins éclairés; mais leur usage n'est point assez répandu dans les campagnes.

FIN DU PRÉCIS.

RELEVÉ de l'État nominatif des personnes qui ont été atteintes, et de celles qui sont mortes de la fièvre miliaire, dans la ville de Rosheim, et dans les environs, pendant les huit premiers mois de l'an 1812.

NOMS des COMMUNES dans lesquelles la maladie miliaire a régné.	NOMBRE DE MALADES							NOMBRE DE MORTS.			OBSERVATION.
	HOMMES de 15 à 60 ans.	FEMMES de 15 à 60 ans.	HOMMES de 60 ans et au-dessus.	FEMMES de 60 ans et au-dessus.	GARÇONS au-dessous de 15 ans.	FILLES au-dessous de 15 ans.	TOTAL PAR COMMUNE.	HOMMES de 15 à 60 ans.	FEMMES de 15 à 60 ans.	TOTAL PAR COMMUNE.	
Rosheim	86	179	8	10	5	10	298	19	43	62	Dans ces vingt-quatre communes il n'est mort de la fièvre miliaire, pendant les huit premiers mois de 1812, aucun individu âgé de moins de quinze ou de plus de soixante ans.
Bischofsheim	53	58	1	1	»	1	114	9	8	17	
Obernai	4	5	»	»	»	»	9	1	»	1	
Geispolsheim	41	69	»	»	»	»	110	»	»	»	
Altorff	22	63	»	2	»	»	87	1	5	6	
Dorlisheim	129	190	13	11	8	13	364	4	5	9	
Blæsheim	99	80	1	2	»	»	182	21	8	29	
Rosenwiller	21	41	»	»	1	1	64	1	»	1	
Düttlenheim	41	46	»	»	»	»	87	»	1	1	
Düppigheim	36	43	»	»	»	»	79	3	1	4	
Mollkirch	»	1	»	»	»	»	1	»	1	1	
Grendelbruch	»	1	»	»	»	»	1	»	»	»	
Wolxheim	4	4	»	1	»	»	9	»	»	»	
Sulz	2	1	»	»	»	»	3	»	»	»	
Mutzig	2	3	»	»	»	»	5	»	»	»	
Molsheim	5	2	»	»	»	»	5	»	»	»	
Greswiller	1	2	»	»	»	»	3	1	»	1	
Ernolsheim	1	1	»	»	»	»	2	»	»	»	
Dachstein	5	8	»	1	1	1	16	»	»	»	
Avolsheim	7	3	»	»	1	»	11	1	»	1	
Altenheim	49	57	»	»	»	»	106	7	8	15	
Kolbsheim	7	22	»	»	»	»	29	»	»	»	
Hangenbieten	17	20	1	2	»	»	40	»	»	»	
Dahlenheim	4	15	»	»	»	»	19	»	5	5	
TOTAUX	634	914	24	30	16	26	1644	68	85	153	

Remarque sur le Tableau d'autre part.

Ce tableau est le relevé des états dressés par quelques-uns de MM. les médecins et officiers de santé des communes qui y sont dénommées.

Il présente le nombre total des personnes qu'ils ont traitées de la fièvre miliaire, mais non des individus qui en ont été atteints dans ces différentes communes, et bien moins encore de ceux qui y sont morts d'autres maladies.

TABLE DES MATIÈRES.

QUATRIÈME SECTION.

Miliaire compliquée.

CINQUIÈME SECTION.

Anomalies et accidens de la miliaire.

SIXIÈME SECTION.

Moyens de prévenir ou d'arrêter la contagion.

FORMULAIRE.

FIN.

9 782019 637682